Zucker-Entgiftung

Der ultimative Anfänger-Diätführer mit Rezepten zur Zucker-Entgiftung Ihres Körpers & um schnell das Verlangen nach Zucker natürlich zu beseitigen

Von *Simone Jacobs*

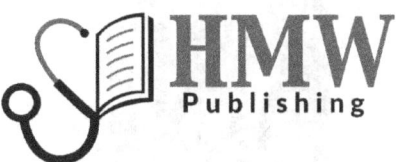

Für weitere tolle Bücher besuchen Sie uns:

HMWPublishing.com

Ein weiteres Buch kostenlos herunterladen

Ich möchte mich bei Ihnen für den Kauf dieses Buches bedanken und Ihnen ein weiteres Buch (genau so lang und wertvoll wie dieses Buch), „Gesundheits- & Fitnessfehler, von denen Sie nicht wissen, dass Sie sie machen", völlig kostenlos anbieten.

Besuchen Sie den untenstehenden Link, um sich anzumelden und es zu erhalten:

www.hmwpublishing.com/gift

In diesem Buch werde ich die häufigsten Gesundheits- und Fitnessfehler aufschlüsseln, die Sie wahrscheinlich gerade jetzt begehen, und ich werde Ihnen zeigen, wie Sie leicht in die beste Form Ihres Lebens kommen können!

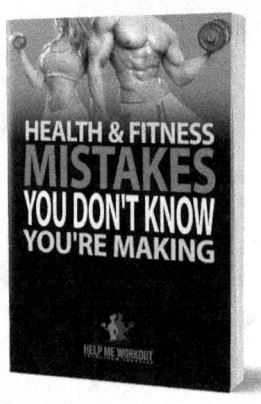

Zusätzlich zu diesem wertvollen Geschenk haben Sie auch die Möglichkeit, unsere neuen Bücher kostenlos zu bekommen, an Gewinnspielen teilzunehmen und andere wertvolle E-Mails von mir zu erhalten. Besuchen Sie den Link, um sich anzumelden:

 www.hmwpublishing.com/gift

Inhaltsverzeichnis

Einführung 10

Kapitel 1: Zucker - Die Wurzel allen gesundheitlichen Übels 12

Was ist Zucker? 14

Die sechs (6) Zuckerarten 14

Schieben Sie es auf Fruktose. 16

Zuckersucht: Eine nicht so süße Liebesgeschichte.............17

Wie zerstört uns Zucker? Lasst uns die Wege zählen. 19

Schlecht für Ihre Zähne 19

Verursacht Leberprobleme 20

Verursacht Insulinresistenz und Diabetes 21

Verursacht Krebs 22

Übermäßige Gewichtszunahme und Fettleibigkeit............22

Erhöht den Cholesterinspiegel 23

Kapitel 2: Warum Sie Ihre Liebesaffäre mit Zucker beenden müssen 26

Die Vorteile der Zucker-Entgiftung 26

Reguliert die Insulinproduktion 26

Verbesserung der Insulinempfindlichkeit 27

Normalisiert die Cortisolproduktion 27

Senkt die Produktion von Ghrelin, dem Hungerhormon. ..29

Aushärten und Verhindern von Leptinresistenzen 30

Verbessert die Wirkung von Peptid YY oder PPY 31

Erhöht natürlich den Dopaminspiegel. 31

Zurücksetzen der Geschmacksnerven 32

Reduziert Entzündungen 33

Fördert die Entgiftung 34

Lebensmittel, die Sie vermeiden müssen 35

Zucker 35

Getreide und Gluten 36

Werksgefertigte und verarbeitete Lebensmittel 39

Alkohol 42

Koffein 42

Beginnen Sie Ihre Zucker-Entgiftung: 43

Welche Lebensmittel zu essen sind 43

Entgiftungspfad-Booster 44

Entzündungshemmende Lebensmittel 46

Lebensmittel, die einen undichten Darm heilen und die Darmfunktion verbessern. 48

Blutzucker-Balancer 51

Bewegung 53

Ergänzungen 54

Hydrat 55

Schreiben Sie Ihre Erfahrung auf 56

Lehnen Sie sich zurück und Entspannen Sie sich 57

5-minütige Entspannungsatmung 57

In den Rhythmus kommen 58

Genügend Schlaf bekommen 60

Kapitel 3: Vorbereitung auf die Zucker-Entgiftung 62

Eliminieren Sie Zucker in Ihrer Küche 63

Versorgen Sie Ihre Küche mit dem richtigen Material. 65

Lebensmittel 65

Entgiftendes Badzubehör 68

Ein Tagebuch für Ihre Zucker-Entgiftung 69

Ergänzungen 69

Testwerkzeuge zur Überwachung Ihres Fortschritts 75

Sportbekleidung 76

Wasserfilter und Flasche 76

Reduzierung des Verbrauchs von Zucker, Koffein und Alkohol 77

Wie gehe ich mit Entgiftungssymptomen um? 78

Ruhepause 79

Akzeptieren Sie die Entgiftungssymptome 79

Spülen der Toxine 79

Die Dinge in Bewegung bringen 80

Bewegen Sie Ihren Körper 82

Nehmen Sie 2000 mg gepuffertes Vitamin C ein. 82

Trinken Sie viel Flüssigkeit. 83

Essen Sie! 83

Vergessen Sie Ihre Snacks nicht. 86

Setzen Sie sich es in den Kopf 86

Messen Sie Ihren Fortschritt 90

Gewicht 90

Größe 90

Taillenumfang 90

Hüftumfang 91

Oberschenkelumfang 91

Blutdruck 91

Kapitel 4: Was ist zu erwarten und wie kommt man durch? 92

Tag 3: Das ist es! 92

Tag 4: Noch zehn weitere Tage bis zum Start! 93

Tag 5: Ich habe es geschafft! 93

Tag 6: Fast auf halbem Weg geschafft! 94

Tag 7: Eine Woche vorbei! 94

Tag 8: Eine weitere Woche! 94

Tag 9: Ja! Ich fühle mich gut! Kein Verlangen mehr! 95

Tag 10: Ich fühle mich ein wenig schwach, aber das ist nicht so schwer, wie ich dachte. Ich sollte mich weiterhin gesund ernähren! 96

Tag 11: Ich schlafe wie ein Baby, aber ich sehne mich nach etwas Süßem. 97

Tag 12: Verliere ich etwas Gewicht? Die zwei Wochen sind fast vorbei. 98

Tag 13: Fast fertig! Was mache ich danach?...............99

Tag 14: Ich habe es geschafft!...............99

Ihr tägliches Ritual...............100

Morgens...............100

Nachmittag...............101

Abends...............101

Kapitel 5: Ernährungsplanvorschlag für eien Zucker-Entgiftung...............103

Kapitel 6: Rezepte zur Zucker-Entgiftung...............116

Spinat-Käse-Backeier...............116

Gerösteter Tamari-Mandel-Snack...............118

Süße Pfeffer-Käse-Poppers...............120

Gebackenes gefülltes Huhn & Spinatrezept...............122

Feta-Gurken-Verlangen...............124

Frittata mit Feta und sonnengetrockneten Tomaten...............125

Spinat-Käse...............128

Asiatischer Puten-Salatbecher...............130

Erdnussbutter-Smoothie...............133

Frisches Kräutermariniertes gegrilltes Huhn...............135

Gemüsesuppe...............137

Chiapudding mit Vanillegeschmack...............140

Mini-Frittatas...............142

Hühner-Koriander-Salat...............145

Bohnen-Hühner-Eintopf...............147

Mini-Käse-Zucchini-Bissen 150

Mittelmeer-inspirierter würziger Feta-Dip 152

Käsige Blumenkohl-Brot-Stifte 154

Italienisch inspirierter grüner Bohnensalat 157

Eier-Muffin 160

Hühnerkeule mit Zitrone und Knoblauch 162

Zucchini-Salat 165

Hausgemachte Salsa 167

Schlussworte 169

Über den Co-Autor 171

Einführung

Dieses Buch enthält bewährte Schritte und Strategien, wie Sie Ihre Zuckersucht erfolgreich überwinden können. Mit diesem Leitfaden zur Zucker-Entgiftung erfahren Sie, wie Sie immer noch leckere Mahlzeiten zu sich nehmen und gesünder werden können.

Darüber hinaus erfahren Sie, welche Vorteile es hat, Junk, zuckerhaltige und verarbeitete Lebensmittel aus Ihrem Leben zu verbannen. Ebenso wird auch erklärt und aufgezeigt, wie man mit den Symptomen der Zuckerentgiftung umgeht. Zu guter Letzt finden Sie in diesem Buch auch köstliche Speisepläne, einen Aktionsplan und zuckerentgiftungsfreundliche Rezepte, mit denen Sie sofort loslegen können!

Außerdem empfehle ich Ihnen, <u>sich für unseren E-Mail-Newsletter anzumelden,</u> um über neue Buchveröffentlichungen oder Werbeaktionen informiert zu werden. Sie können sich kostenlos anmelden und erhalten als Bonus ein kostenloses Geschenk: unser Buch

„Gesundheits- & Fitnessfehler, von denen Sie nicht wissen, dass Sie sie machen"! Dieses Buch wurde geschrieben, um zu entmystifizieren, die wichtigsten Vor- und Nachteile aufzudecken und Sie endlich mit den Informationen auszustatten, die Sie benötigen, um sich in der besten Form Ihres Lebens zu befinden. Aufgrund der überwältigenden Menge an Fehlinformationen und Lügen, die von Magazinen und selbsternannten „Gurus" erzählt werden, wird es immer schwieriger, zuverlässige Informationen zu erhalten, um in Form zu kommen. Im Gegensatz zu dutzenden von voreingenommenen, unzuverlässigen und nicht vertrauenswürdigen Quellen, um Ihre Gesundheits- und Fitnessinformationen zu erhalten. In diesem Buch ist alles aufgeschlüsselt, was Sie brauchen, damit Sie es leicht nachvollziehen und sofort Ergebnisse erzielen können, um Ihre gewünschten Fitnessziele in kürzester Zeit zu erreichen.

Um sich für unseren kostenlosen E-Mail-Newsletter anzumelden und ein kostenloses Exemplar dieses wertvollen Buches zu erhalten, besuchen Sie bitte den Link und melden Sie sich jetzt an: www.hmwpublishing.com/gift

Kapitel 1: Zucker - Die Wurzel allen gesundheitlichen Übels

Oh, Süße! Wie liebe ich dich? Lass mich die Wege zählen. Studien zeigen, dass der durchschnittliche Amerikaner täglich etwa 22,7 Teelöffel Zucker konsumiert. Selbst ohne Zuckerzusatz zu Ihrer Nahrung, essen Sie verarbeitete Lebensmittel, die mit Zucker verpackt sind, um den Geschmack und die Textur der Lebensmittel zu verbessern und als Konservierungsmittel zu wirken, um ihre Haltbarkeit zu verlängern.

Um Ihnen ein Bild zu geben, hier sind die häufigsten Lebensmittel, die Sie jeden Tag konsumieren, und ihr Zuckergehalt:

Lebensmittel	Größe	Zuckermenge (1 Teelöffel = 4,2 Gramm)
Ketchup	3 Esslöffel	1,77 Teelöffel

Oreo-Cookies	3 Cookies	2,49 Teelöffel
Fettarmer Fruchtjoghurt	8 Unzen	6.16 Teelöffel
Cola	12 Unzen	7,93 Teelöffel
Glücksbringer	1 Tasse	2,55 Teelöffel
Weizenbrot	2 Scheiben	0,66 Teelöffel
Schweine- und Rindfleisch-Bologna	4 Scheiben	1,18 Teelöffel

Die natürlichen Lebensmittel, die Sie essen, enthalten auch natürlichen Zucker. Zum Beispiel enthalten 27 Gramm Mais, 1, 135 Tassen Reis, 454 Eier und 7 rote Äpfel 22,7 Teelöffel Zucker.

Wenn Sie nicht darauf achten, was Sie essen, können Sie leicht übermäßige Mengen an Zucker zu sich nehmen, als es Ihr Körper braucht. **Nach Angaben der American Heart Association (AHA) benötigen Männer 9 Teelöffel**

oder 37,5 Gramm Zucker und Frauen 6 Teelöffel oder 25 Gramm Zucker täglich.

Unser Körper braucht Zucker oder Glukose, um zu funktionieren. Um die Bedeutung von Zucker zu verstehen, werfen wir einen kurzen Blick darauf, was Zucker ist und in welcher Form wir ihn für den besten Nutzen, insbesondere Glukose und Fruktose, herstellen müssen.

Was ist Zucker?

Zucker ist eine reine Form von Kohlenhydraten, die in vielerlei Hinsicht vorkommt.

Die sechs (6) Zuckerarten

- Glukose– kommt auf natürliche Weise in Pflanzensäften und Früchten vor. Dieser reine Zucker kann im Blut transportiert werden. Es ist die andere Hälfte von Saccharose oder des Tafelzuckers, gepaart mit Fruktose.

- Fruktose – kommt natürlich in Rohrzucker, Obst,

Honig und Wurzelgemüse vor. Es ist die andere Hälfte von Saccharose, gepaart mit Glukose.

- Galaktose – kombiniert mit Glukose zu Laktose. Dieser wird auch als Milchzucker bezeichnet und macht 5 Prozent von Kuhmilch aus.

- Saccharose – oder allgemein bekannt als Tafelzucker. Dieser Zucker kommt in der Natur in Zuckerrohr und Rüben vor.

- Maltose – besteht aus zwei miteinander verbundenen Glukosemolekülen.

- Fruktosereicher Maissirup – dieser Zucker ist der Saccharose chemisch sehr ähnlich. Die Hälfte der Glukose wird jedoch in Fruktose umgewandelt.

Alle Kohlenhydrate, die einmal verzehrt wurden, werden während der Verdauung in Glukose umgewandelt, den Zucker, den unser Körper benötigt.

Das Problem ist, dass wir Lebensmittel mit zu viel Zuckerzusatz konsumieren. Wir fügen Tischzucker in fast alle Lebensmittel ein, die wir essen – von Kaffee, Tee,

Backwaren und mehr. Tischzucker besteht zu 50 Prozent aus Glukose und zu 50 Prozent aus Fruktose.

Wie bereits erwähnt, wird Glukose im ganzen Körper verstoffwechselt – die Glukose wird aus dem Darm in den Blutkreislauf aufgenommen und dann an alle Zellen des Körpers verteilt. Glukose ist für die einwandfreie Funktion des Gehirns von entscheidender Bedeutung, da sie die primäre Kraftstoffquelle für die Milliarden von neuronalen Nervenzellen im Gehirn ist. Neuronen können Glukose nicht selbst speichern, daher benötigen sie eine konstante Versorgung aus dem Blutkreislauf.

Schieben Sie es auf Fruktose.

Fruktose wird hauptsächlich von der Leber verarbeitet und zu Fett verarbeitet, das sich aufbauen und in die Blutbahn gelangen kann. Darüber hinaus wird der Markt auch mit Produkten überschwemmt – von Soda bis Suppe, mit fruktosereichem Maissirup. Fruktosereicher Maissirup ist billiger und süßer als Saccharose aus Zuckerrohr und Rüben.

Wo ist der Unterschied? Nicht genug, um Aufsehen zu erregen, da sie beide Fruktose enthalten und jeder davon profitieren kann, weniger zu essen, wenn nicht sogar es zu eliminieren, aus seiner Ernährung.

Wenn Sie zu viel Fruktose zu sich nehmen, verursacht dies verschiedene Gesundheitsrisiken, darunter Typ-2-Diabetes, Insulinresistenz, Bluthochdruck und Fettleibigkeit. Der Nephrologe Richard Johnson von der University of Colorado Denver erklärt, dass, wenn man den Weg der Krankheit auf ihre Hauptursache zurückverfolgt, man wieder zu Zucker, insbesondere zu Fruktose, findet.

Zuckersucht: Eine nicht so süße Liebesgeschichte

Wenn Sie ein zusätzliches Stück Kuchen oder Schokolade in Versuchung geführt hat, dann wissen Sie genau, wie süchtig machend Süßigkeiten sind und wie schwierig es ist, sie zu reduzieren. Um es richtig auszudrücken, Zucker in unserem

Blutkreislauf stimuliert die gleichen Genusszentren im Gehirn, die auf Kokain und Heroin reagieren.

Zucker ist nicht alles schlecht für uns. Tatsächlich braucht unser Körper Zucker. Johnson theoretisierte, dass sich unsere Vorfahren zu einem effizienten Verarbeiter von Fructose zum Überleben entwickelt haben, indem sie selbst die kleinsten Mengen an Fructose als Fett in Zeiten speicherten, in denen die Nahrung in den wenigen Jahreszeiten reichlich vorhanden ist. So haben wir heute ein Verlangen nach Fruchtzucker.

Für einige Leute kann Zucker in einer ausgewachsenen Sucht enden, genauso wie jemand süchtig nach Drogen wie Cannabis, Amphetamin und Nikotin ist. Es gibt keinen Unterschied. Die einzige Unähnlichkeit besteht darin, dass Zucker legal ist und keine kontrollierte Substanz. In der Tat, Menschen, die süchtig nach Alkohol und Drogen behaupten, dass das Verlangen nach Junk und süßen Lebensmitteln ähnlich ist. Der schlimmste Teil, Zucker ist kein reguliertes Produkt. Häufig konsumieren wir zuckerhaltige

Lebensmittel, ohne die Risiken zu kennen, die sich daraus für unsere Gesundheit ergeben.

Wie zerstört uns Zucker? Lasst uns die Wege zählen.

Zucker ist eine schlechte Angewohnheit – und es ist eine schlechte Angewohnheit, die schwer zu brechen ist. Meistens erkennen wir nicht, dass übermäßiges Essen von Süßigkeiten und Junk Food kein Problem ist. Um Ihnen eine Vorstellung davon zu geben, wie schlecht Zucker für Ihre Gesundheit ist, hier sind einige der Langzeitwirkungen.

Schlecht für Ihre Zähne

Zusätzlicher Zucker, fruktosereicher Maissirup und Saccharose enthalten Kalorien ohne essentielle Nährstoffe. Daher werden sie als leere Kalorien bezeichnet – sie enthalten keine essentiellen Fette, Vitamine, Mineralien oder Proteine – sondern reine Energie.

Wenn Sie 10 bis 20 Prozent oder mehr Ihrer Kalorien aus Zucker beziehen, kann dies zu Nährstoffmangel und gesundheitlichen Problemen führen.

Zucker ist auch schlecht für die Zähne, weil er eine Quelle verdaulicher Energie für die schädlichen Bakterien im Mund ist.

Verursacht Leberprobleme

Wie bereits erwähnt, wird Zucker in zwei einfache Zucker, Fruktose und Glukose, unterteilt. Wir brauchen Glukose in unserem Körper, während es keinen physiologischen Bedarf an Fruktose gibt. Außerdem kann Fruktose nur in der Leber verstoffwechselt werden, wo sie in Glykogen umgewandelt und bei Nichtgebrauch in der Leber gespeichert wird.

Es ist kein Problem, wenn Sie nur geringe Mengen Fruktose aus Früchten essen und körperlich aktiv sind. Wenn Sie jedoch fruktosereiches Essen überessen, überlasten Sie Ihre Leber und zwingen sie, die Fruktose in Fett umzuwandeln. Wenn Sie wiederholt eine beträchtliche Menge an Zucker essen, kann dies zu einer nicht alkoholischen Fettleber führen und verschiedene Gesundheitsprobleme verursachen.

Beachten Sie, dass es fast unmöglich ist, Fruktose aus Obst zu essen, da sie sehr wenig Fruktose enthält. Das Problem beginnt damit, dass Sie Lebensmittel mit zu vielen Zuckerzusätzen konsumieren.

Verursacht Insulinresistenz und Diabetes

Insulin ist ein Hormon, das für verschiedene Körperfunktionen lebenswichtig ist. Es hilft Blutzucker oder Glukose, aus dem Blutkreislauf in die Zellen zu gelangen. Es sagt den Zellen auch, wann sie anfangen sollen, Glukose anstelle von Fett zu verbrennen.

Wenn Sie einen hohen Glukosewert haben, arbeitet der Körper Überstunden, um Insulin zu produzieren und überschwemmt die Zellen mit dem Hormon. Dadurch werden die Zellen resistent gegen sie. Wenn Sie insulinresistent sind, führt dies zu verschiedenen Krankheiten, darunter Fettleibigkeit, Stoffwechselsyndrom,

Herz-Kreislauf-Erkrankungen und insbesondere Typ-II-Diabetes.

Verursacht Krebs

Insulin reguliert nicht nur den Glukosespiegel im Körper. Es kontrolliert auch das Wachstum und die Vermehrung von Zellen, was das Merkmal von Krebs ist.

Viele Wissenschaftler glauben, dass, wenn man zu viel Zucker konsumiert, die konstant hohen Insulinwerte im Körper Krebs verursachen können.

Übermäßige Gewichtszunahme und Fettleibigkeit

Fruktose wird nicht nur anders verstoffwechselt als Glukose. Studien zeigen auch, dass Fruktose nicht die gleiche Sättigung wie Glukose hat. Menschen, die Fruktose gesüßtes Getränk tranken, fühlten sich hungriger und weniger gesättigt als Menschen, die Glukose gesüßtes Getränk tranken. Außerdem senkt die Fruktose das Hungerhormon Ghrelin nicht so effizient wie Glukose.

Im Laufe der Zeit, da Fruktose nicht so voll ist, werden Sie das Bedürfnis verspüren, Ihre Kalorienzufuhr zu erhöhen und mehr Nahrung zu sich zu nehmen, was wiederum zu einer Gewichtszunahme führt.

Viele Studien zeigen, dass Zucker die Hauptursache für Fettleibigkeit in der Kindheit ist. Kinder, die zuckergesüßte Getränke trinken, sind 60 Prozent mehr von der Gefahr der Fettleibigkeit betroffen. Wenn Sie abnehmen wollen, ist das Wichtigste, was Sie tun können, den Zuckerverbrauch zu reduzieren.

Erhöht den Cholesterinspiegel

Lange Zeit beschuldigten die Menschen gesättigte Fettsäuren für Herzerkrankungen, die die häufigste Todesursache auf der Welt sind. Neuere Studien zeigen, dass gesättigte Fettsäuren nicht schuld sind. Die Evidenz deutet darauf hin, dass ZUCKER und nicht Fett die Hauptursache für Herzerkrankungen ist, da die schädlichen Auswirkungen des Fruktose-Stoffwechsels die Ursache sind.

Studien zeigen, dass hohe Fruktosemengen die Triglyceride, dichtes, kleines niedrigdichtes Lipoprotein und oxidiertes LDL erhöhen, den Blutzuckerspiegel, den Insulinspiegel und die abdominale Fettleibigkeit in nur 10 Wochen erhöhen.

Verschiedene Beobachtungsstudien zeigen daher einen gesunden Zusammenhang zwischen hohem Zuckerverbrauch und dem Risiko von Herzerkrankungen.

Abgesehen von den chronischen Krankheiten erleben die meisten zuckerabhängigen Menschen die folgenden Symptome:

- Herzfrequenzveränderungen
- Stimmungsschwankungen
- Änderungen der Vision
- Krampfanfälle und Krämpfe
- Durchfallerkrankungen
- Schlechtes Gleichgewicht / Schwindelgefühl
- Schwäche und Müdigkeit

- Ausschlag / Nesselsucht

- Gelenkschmerzen

- Gedächtnisverlust

- Kopfschmerzen und Migräne

- Erbrechen und Übelkeit

- Schlaflosigkeit/Schlafstörungen

- Probleme mit der Gewichtsabnahme

Bei all den gesundheitlichen Problemen, die auf unsere Liebe zu Süßigkeiten zurückzuführen sind, ist es notwendig, den Zucker zu entgiften. Unser Körper hat sich so entwickelt, dass er mit der geringsten Menge an Fruktose auskommt. Das Problem ist, dass unsere Welt mit fruktosereichem Maissirup und Saccharose überschwemmt wird. Es kann schwierig sein, mit Zucker zu brechen, aber es ist eine Anstrengung, die wir für unsere allgemeine Gesundheit tun müssen.

Kapitel 2: Warum Sie Ihre Liebesaffäre mit Zucker beenden müssen

Jetzt, da Sie verstehen, wie zu viel Zucker und Zuckersucht Ihrer Gesundheit schaden kann, ist es an der Zeit für Entgiftung und Rehabilitation. Es wird erhebliche Anstrengungen und Willenskraft erfordern, deinen Körper aus einem Zustand des Chaos zurückzusetzen. Ein Neustart Ihres Systems wird Ihnen jedoch auf lange Sicht zugute kommen.

Die Vorteile der Zucker-Entgiftung

Reguliert die Insulinproduktion

Zu viel Zucker erhöht die Produktion von Insulin, was oft zu Insulinresistenz und Diabetes führen kann. Zu viel Fruktose wird auch zu gespeichertem Fett. Wenn Sie entgiften, normalisiert sich die Insulinproduktion in Ihrem Körper, was die Speicherung von Fett im Bauch und das Verlangen nach Nahrung reduziert.

Verbesserung der Insulinempfindlichkeit

Wenn der Körper ständig einen hohen Insulinspiegel hat, werden die Zellen dagegen resistent. So ist der Körper nicht in der Lage, den Blutzuckerspiegel effizient zu regulieren. Der Neustart Ihres Systems ermöglicht es dem Körper, die Insulinproduktion anzupassen, was die Blutzuckerregulierung verbessert, Ihnen hilft, Gewicht zu verlieren und Ihre Gesundheit zu verbessern.

Normalisiert die Cortisolproduktion

Cortisol ist ein Hormon, das von den Nebennieren produziert wird und der Cortisolspiegel im Körper steigt und fällt zu verschiedenen Zeiten während des ganzen Tages. Es ist morgens auf dem höchsten Niveau, um Ihnen zu helfen, sich vorzubereiten und sich am Anfang des Tages zu bewegen, und es ist nachts auf dem niedrigsten Niveau, um Ihnen zu helfen, sich für eine gute Nachtruhe zu entspannen. Wenn Ihr Körper zu viel Blutzucker hat, schwächt er die

Nebennieren, was die Cortisolproduktion beeinflusst, ein Hormon, das auch hilft, den Blutzucker auf metabolischer Ebene zu regulieren.

Wenn eine Nebennierenschwäche vorliegt , kann sie nicht die richtige Menge an Cortisol produzieren, die Sie an einem Tag benötigen. Daher werden Sie sich träge und energiearm fühlen. Instinktiv werden Sie nach einer schnellen Lösung greifen wollen und das meistens. Sie werden einen Kohlenhydratsnack, Cola, zuckerhaltige Speisen oder Kaffee zu sich nehmen. Dies ist nur eine Übergangslösung, die zu einem Anstieg der Blutzucker- und Insulinproduktion führt, was später dazu führt, dass der Blutzucker abstürzt und letztendlich die Nebennieren noch mehr schwächt. Das Ergebnis ist eine kontinuierliche, niedrige Cortisolproduktion, die sich morgens bemerkbar macht, wenn Sie müde und unruhig aufwachen, auch nach einer Nacht Schlaf.

Wenn Sie entgiften, setzt sich das System zurück und hilft Ihren Nebennieren, sich zu erholen und ermöglicht es ihm,

Ihren Körper zu verschiedenen Tageszeiten mit den richtigen Mengen Cortisol zu versorgen.

Senkt die Produktion von Ghrelin, dem Hungerhormon.

Wenn Sie zuckerhaltige Lebensmittel konsumieren, erhöht Ihr Körper seine Insulinproduktion, so dass der Zucker umgewandelt und von den Zellen Ihres Körpers verwendet werden kann. Es erhöht auch den Leptinspiegel, ein Hormon, das die Fettspeicherung und den Appetit reguliert, was die Produktion von Ghrelin verringert und die Nahrungsaufnahme kontrolliert. Die Idee ist, dass, wenn Sie essen, Ihr Körper automatisch arbeitet, um Sie wissen zu lassen, dass Sie sich weniger hungrig fühlen sollten.

Das Problem tritt auf, wenn Sie zu viel Fruktose konsumieren. Der Zyklus, der Ihnen sagen sollte, dass Sie voll sind, geschieht nicht. Sie wissen bereits, dass der Körper Glukose verwendet. Glukose unterdrückt auch die Produktion von Ghrelin und stimuliert die Produktion von Leptin, das beide den Appetit unterdrücken.

Fruktose hingegen beeinflusst nicht nur die Regulation von Ghrelin, sondern stört auch die Kommunikation des Gehirns mit Leptin, was zu übermäßigem Essen führt. Deshalb führt Fruktose zu übermäßiger Gewichtszunahme, Insulinresistenz, Stoffwechselsyndrom und erhöhtem Bauchfett sowie zur langen Liste der chronischen Krankheiten.

Wenn Sie Ihre Fruktose auf ein gesundes Niveau begrenzen, reguliert und senkt sie die Produktion des Hungerhormons Ghrelin.

Aushärten und Verhindern von Leptinresistenzen

Die Forschung zeigt, dass Sie, wenn Sie Fruktose konsumieren, mehr Fett in Ihrer Leber produzieren als bei anderen Zuckerarten. Darüber hinaus blockiert Fruktose die Fähigkeit des Körpers, Fett zu verbrennen.

Wenn Sie weniger Kalorien essen, aber große Mengen Fruktose essen oder Ihre Ernährung zuckerreich ist, verursacht dies immer noch eine Fettleber, Insulinresistenz und Leptinresistenz.

Sie haben früher gelernt, dass, wenn Sie Zucker essen, die Leptinspiegel steigen und Ihrem Körper signalisieren, dass er voll ist, so dass Sie aufhören zu essen. Wenn Sie jedoch leptinresistent sind, reagiert Ihr Körper nicht mehr auf Leptin. Du isst am Ende mehr, weil du dich nicht satt oder gesättigt fühlst. Daher wird die Entgiftung von Zucker für Sie von großem Nutzen sein.

Verbessert die Wirkung von Peptid YY oder PPY

Peptid YY ist ein Hormon, das im Darm und Dickdarm freigesetzt wird und den Appetit kontrolliert. Wenn der Zuckerspiegel in Ihrem Körper instabil oder hoch ist, beeinträchtigt er die Wirkung von PYYY bei der Appetitzügelung.

Erhöht natürlich den Dopaminspiegel.

Zucker und Junk Food verändert die Chemie des Gehirns, so dass Sie immer mehr von ihnen wollen, auch wenn Sie voll sind. Dr. Robert H. Lustig, Kinderendokrinologe, und Dr. Elissa S. Epel, Psychologin, erklären, dass Ihr Gehirn bei hohem Zuckerverbrauch massive Mengen an Dopamin freisetzt, dem Hormon, das dafür verantwortlich ist, dass Sie sich gut fühlen. Das bedeutet, dass es jetzt weniger Rezeptoren für sie gibt, so dass das nächste Mal, wenn Sie zuckerhaltige und ungesunde Lebensmittel essen, ihre „Wohlfühleffekte" abgestumpft sind, so dass Sie mehr von ihnen essen müssen, um das gleiche Gefühl der Belohnung zu bekommen.

Die Entgiftung mit Zucker setzt die Belohnungswege des Gehirns zurück und ermöglicht es Ihnen, Freude am Essen von echter Nahrung zu haben.

Zurücksetzen der Geschmacksnerven

Laut einer Studie des Monell Chemical Senses Center, die im American Journal of Clinical Nutrition veröffentlicht wurde, wird die Vermeidung oder Eliminierung von Zucker für einen bestimmten Zeitraum Ihre Geschmacksnerven neu starten. Wenn Sie für ein paar Monate wenig Zucker konsumieren, schmecken auch Lebensmittel mit wenig Zucker süß. Das bedeutet, dass Sie, wenn Sie entgiften, in der Lage sein werden, köstliche Leckereien mehr zu genießen, Sie werden schnell mit einer kleineren Menge zufrieden sein, und Sie werden weniger wahrscheinlich übermäßiges Essen haben.

Reduziert Entzündungen

Wenn Sie sich an Ihre Biologielektion über Entzündungen erinnern können, werden Sie sich erinnern, dass unser Körper auf temporäre Schwellungen angewiesen ist, um Infektionen und Verletzungen zu bekämpfen – die Entzündung reinigt Zelltrümmer, tötet Krankheitserreger und schafft Schutz, um zur Heilung beizutragen. Die Entzündung einer Wunde ist ein Symptom, das darauf hinweist, dass der Körper seine Arbeit verrichtet, die Schwellung, Rötung, leichte Empfindlichkeit und das warme Gefühl ist die Verteidigung des Körpers bei der Arbeit.

Aber wenn die Entzündungsreaktion die ganze Zeit eingeschaltet ist? Wenn Sie eine chronische Entzündung erleben, greift das Immunsystem versehentlich normale Zellen an, und der Prozess, der normalerweise dem Körper hilft, heilt, verursacht Zerstörung.

Dave Grotto, RD, ein Sprecher der American Dietetic Association, sagt, dass der Zucker eine Entzündungskrankheit verursacht. Wenn der Körper nicht in der Lage ist, den Zucker- und Insulinspiegel im Körper zu regulieren, kann eine versteckte Entzündung im Körper chronische Infektionen verursachen. Wenn der Blutzucker hoch ist, erzeugt der Körper mehr freie Radikale, die die Zellen des Körpers schädigen, was eine Reaktion des Immunsystems stimuliert, die eine Entzündung verursacht, die man nicht sehen kann.

Die Eliminierung von Zucker, verarbeiteten Lebensmitteln und gewöhnlichen lebensmittelempfindlichen Personen, zusammen mit dem Verzehr von Lebensmitteln, die helfen, Entzündungen zu bekämpfen, reduziert das Risiko, chronische Krankheiten zu entwickeln.

Fördert die Entgiftung

Wie bereits im vorherigen Beitrag erwähnt, erhöht zu viel Zucker im Körper die freien Radikale. Wenn Sie entgiften, reduzieren Sie nicht nur den Schaden an Ihren Zellen durch freie Radikale, sondern helfen auch Ihrem Körper, andere Giftstoffe loszuwerden, die Sie fett machen.

Die Vorteile, die Sie von der Entgiftung durch Zucker und verarbeitete Lebensmittel haben, helfen Ihrem Körper zu heilen. Wenn Sie Zucker vermeiden, werden Sie nicht nur abnehmen, sondern auch von den langfristigen gesundheitlichen Verbesserungen profitieren.

Lebensmittel, die Sie vermeiden müssen

Das ist die Frage. Um den vollen Nutzen aus der Zucker-Entgiftung zu ziehen, müssen Sie nicht nur auf Zucker verzichten. Sie müssen auch andere Arten von Lebensmitteln vermeiden.

Zucker

Zu diesem Zeitpunkt wissen Sie wahrscheinlich, warum Sie bei Zucker sparen müssen. Es kann jedoch eine beängstigende Veränderung sein, besonders wenn Sie einen Naschkatzen haben. Keine Sorge, Sie werden während Ihrer

Entgiftung nicht verrückt werden. Selbst die hartnäckigsten Begierden und Abhängigkeiten werden gebogen. Menschen, die bereits entgiftet sind, behaupten, dass sich die unglaubliche Veränderung in nur 24 Stunden vollzogen hat, und ihr Verlangen hat sich verringert.

Getreide und Gluten

Gluten ist die zwei häufigsten Nahrungsempfindlichkeiten. Die meisten Menschen erkennen nicht, dass sie auf bestimmte Lebensmittel empfindlich reagieren, weil dieser Zustand keine echte Allergie wie Muschel- oder Erdnussallergie ist, die Nesselsucht verursacht, die Kehle schließt, die Zungen anschwillt und die Person innerhalb von Minuten töten kann.

Im Gegensatz zu echten Allergien ist die Empfindlichkeit von Lebensmitteln eine subtile Reaktion auf Lebensmittel. Sie ist versteckt, weil die kleinen Veränderungen meist im Verdauungstrakt auftreten. Wenn Sie Nahrungsempfindlichkeiten haben, wird die Auskleidung im Magen-Darm-Trakt, insbesondere im Darm, allmählich beschädigt und porös, ein Zustand, der als undichter Darm bezeichnet wird, bei dem Nahrungspartikel in den Blutkreislauf gelangen und eine Reaktion auf das Immunsystem des Körpers erzeugen.

Früher habe ich darüber gesprochen, wie sich der Körper selbst schützt und Entzündungen sind ein gutes Zeichen dafür, dass die Abwehrkräfte des Körpers funktionieren. Jedoch wenn Sie einen undichten Darm haben, ist Ihr Körper durchweg in einem Zustand der minderwertigen Entzündung als Reaktion auf die Fremdkörper in Ihrem Blutstrom, was zu vielen verschiedenen Symptomen führt, die Sie nicht mit der Nahrung verbinden würden, die Sie essen. Einige dieser Symptome sind Hirnnebel, Müdigkeit, Depressionen, Kopfschmerzen, Sinusprobleme, Allergien, Refluxe, Reizdarm, Autoimmunerkrankungen, Gelenkschmerzen und Hautkrankheiten wie Ekzeme und Akne.

Darüber hinaus löst eine minderwertige Entzündung auch die Insulinresistenz aus, was zu einer Gewichtszunahme führt.

Gluten, ein Protein, das in Hafer, Dinkel, Roggen, Gerste und Weizen enthalten ist. Einige Menschen sind nicht in der Lage, es zu verdauen, was zu einem undichten Darm führt. Zusätzlich wurde aufgrund der genetischen Veränderung ein neuer Weizenstamm geschaffen. Dieses Getreide enthält Amylopektin A, eine Superstärke, die Spitzen im Blutzucker auslöst. Zwei Scheiben Brot aus diesem neuen Mais erhöhen den Blutzucker um mehr als 2 Esslöffel Esszucker.

Die Glutenempfindlichkeit löst zusammen mit Superstärke mehr Entzündungen aus, was das Risiko von Diabetes und Fettleibigkeit erhöht.

Alle Körner, einschließlich Getreide, Brot und Snacks, auch die glutenfreie Art, können Blutzucker und Insulin erhöhen, da sie Kohlenhydrate enthalten.

Darüber hinaus zeigt die Forschung, dass, wenn Sie Kohlenhydratreiche Lebensmittel essen, vor allem, wenn Sie fruchtzuckerreiche Lebensmittel konsumiert haben und Ihre Leber schon seit geraumer Zeit Fruktose verstoffwechselt, selbst wenn es keine Fruktose in Ihrer Ernährung gibt, Ihre Leber die Glukose, die in Mehl und Brot enthalten ist, in

Fruktose umwandelt. Daher müssen Sie während Ihrer Entgiftung, wie bereits erwähnt, kohlenhydratreiche Lebensmittel wie Reis, Brot und andere nicht pflanzliche Kohlenhydrate vermeiden.

Werksgefertigte und verarbeitete Lebensmittel

Wie Sie bereits wissen, sind diese Lebensmittel mit künstlichen Süßstoffen und Maissirup mit hohem Fruktosegehalt verpackt. Sie bestehen auch aus Konservierungsmitteln, Chemikalien, Additiven, Mononatriumglutamat oder MSG und hydrierten Fetten. MSG verursacht Insulinspitzen, was zu Heißhungerattacken, Hunger und Überessen führt.

Während der Entgiftung sollten Sie nur Lebensmittel essen, die wenig glykämisch sind, gute Fette, Proteine, Phytonährstoffe, Ballaststoffe, Mineralien und Vitamine enthalten.

Denken Sie daran, dass MSG versteckt werden kann, also achten Sie auf diese Zutaten:

- Irgendeinen „Geschmack".

- Alles, was „enzymatisch modifiziert" ist.
- Alles mit „hydrolysiert".
- Alles, was „Enzyme" enthält.
- Alles, was „Glutamat" enthält.
- Autolysiertes Pflanzenprotein
- Autolysierte Hefe
- Gerstenmalz
- Bouillon und Brühe
- Carrageenan
- Gelatine
- Glutamat
- Glutaminsäure
- Hydrolysiertes Pflanzeneiweiß (HPP)
- Hydrolysiertes pflanzliches Protein (HVP)
- Malzextrakt

- Maltodextrin

- Natürliche Gewürze

- Protease

- Lagerbestand

- Texturiertes Protein

- Umami

- Pflanzlicher Proteinextrakt

- Hefeextrakt

- Hefe-Nahrungsmittel oder Nährstoffe

- Verarbeitete und veredelte Pflanzenöle

Sie müssen Sonnenblumen, Raps, Sojaöl und mehr vermeiden. Sie enthalten Omega-6-Fettsäuren, die Entzündungen verursachen. Verwenden Sie während Ihrer Entgiftung naturbelassene Kokosbutter oder natives Olivenöl extra. Natives Olivenöl extra enthält Polyphenole, ein starkes Antioxidans und entzündungshemmende Verbindungen, während Kokosnussbutter entzündungshemmende Fette wie

Laurinsäure enthält, das gleiche Fett wie in der Muttermilch. Wenn Sie Öl für das Kochen mit hoher Temperatur benötigen, ist Traubenkernöl sicher.

Alkohol

Alkohol ist Zucker in verschiedenen Formen. Außerdem, wenn Sie Alkohol trinken, beeinträchtigt es die Selbstkontrolle, so dass Sie höchstwahrscheinlich geistlos überessen werden. Es enthält auch 7 Kalorien pro Gramm, mehr als die vier Kalorien pro Gramm Zucker. Es verursacht nicht nur undichten Darm, sondern entzündet auch die Leber.

Koffein

Einige behaupten, dass Koffein den Stoffwechsel in einem Prozess namens Thermogenese beschleunigt. Den gleichen Effekt erzielen Sie aber auch, wenn Sie Ihren Speisen Gewürze wie Cayenne- oder Jalapeno-Pfeffer hinzufügen. Koffein ist auch süchtig machend, und wenn es in zuckerhaltige Getränke eingesetzt wird, werden Sie sich nach mehr von diesem Essen sehnen. Es erhöht auch den Hunger.

Wie Zucker verursacht Koffein einen Anstieg des Dopamins und lässt dann irgendwann nach. Auch wenn Sie sich nicht nach Kaffee sehnen, werden Sie zweifellos nach mehr Zucker verlangen.

Die Vermeidung von Koffein führt zu einem Neustart des Systems, normalisiert die Gehirnchemie und vermindert das Verlangen. Sogar entkoffeinierter Kaffee enthält Koffein, also ist es auch tabu.

Beginnen Sie Ihre Zucker-Entgiftung:

Welche Lebensmittel zu essen sind

Wenn Sie das schlechte Zeug entfernt haben, ist es jetzt an der Zeit, den richtigen endgültigen Ersatz hinzuzufügen. Alle Elemente Ihrer Entgiftung helfen Ihrem Körper zu entgiften, Übergewicht zu verlieren und zu heilen. Vermeiden Sie das schlechte Material und essen Sie mehr von dem ausgezeichneten Material, optimieren und beschleunigen Sie Ihre Ergebnisse.

Entgiftungspfad-Booster

Um Ihre Entgiftung zu maximieren, müssen Sie mehr Supernahrung und Lebensmittel essen, die reich an Phytonährstoffen sind. Wenn Ihr Körper gesund ist, ist die Entgiftung reibungslos. Wenn Ihr Körper giftig ist, besonders wenn er mit Fruktose überflutet wird, wird die Leber träge, die Entgiftung ist langsam und bestimmte Giftstoffe bleiben länger aktiv, als das System aushalten kann. Daher werden Sie krank, und der Stoffwechsel verlangsamt sich. Es verursacht auch Blähungen, Schwellungen und Flüssigkeitsansammlungen.

Wenn Sie übergewichtig sind, ist Ihr Körper reich an Giftstoffen. Während Sie während der Zucker-Entgiftung abnehmen, werden die Giftstoffe aus Ihrem Fettgewebe freigesetzt, und Sie müssen sie ausspülen. Andernfalls kann es die Gewichtsabnahme beeinträchtigen und den Stoffwechsel vergiften.

Hier sind die Lebensmittel, die die Entgiftung beschleunigen:

- Brunnenkresse

- Wakame

- Rosmarin

- Petersilie

- Zwiebel

- Zitrone

- Kombu

- Grünkohl

- Ingwer

- Knoblauch

- Eier

- Collards

- Koriander

- Cayennepfeffer

- Blumenkohl

- Kohl
- Rosenkohl
- Brokkoli
- Bok Choy
- Arame

Sie sind reich an Vitamin A und C, B-Vitaminen, Antioxidantien und Phytonährstoffen.

Entzündungshemmende Lebensmittel

Entzündungen sind die typische Reaktion Ihres Körpers auf die Heilung von Wunden und die Bekämpfung von Bakterien. Das ist es, was passiert, wenn man Halsschmerzen hat, einen Schnitt oder eine Belastung. Wenn die Verletzung infiziert ist, wird sie heiß, rot und zart.

Die Entzündungen, um die Sie sich sorgen müssen, sind diejenigen, die in Ihrem Körper versteckt sind und nicht unbedingt schmerzen. Es ist die Entzündung, die durch Allergene, Toxine, Stress, schlechte Ernährung, das

Überwuchern von schädlichen Bakterien in Ihrem Darm und minderwertige Infektionen verursacht wird.

Alles, was Entzündungen verursacht, führt schließlich zu einer Insulinresistenz, die Bauchfett produziert und den Körper an den Fettzellen festhält. Vorhin habe ich die Lebensmittel erwähnt, die Sie vermeiden müssen. Jetzt werde ich Ihnen die Liste der Lebensmittel geben, die helfen werden, Entzündungen zu minimieren.

Omega-3-Fettsäure-reiche Lebensmittel, wie z.B.:

- Lachs
- Eier
- Grasgefüttertes Rindfleisch
- Hanfsamen
- Chiasamen
- Walnüsse
- Leinsamen
- Gewürze und Kräuter, wie z.B. Kurkuma

- Beeren
- Dunkelgrünes Blattgemüse
- Natives Olivenöl extra
- Avocado
- Bio-Geflügel
- Wilde Meeresfrüchte
- GVO-freie Tempeh und Tofu

Lebensmittel, die einen undichten Darm heilen und die Darmfunktion verbessern.

Jeder Mensch hat 500 Bakterienarten im Verdauungssystem. Diese Bakterien helfen, den Stoffwechsel, die Verdauung und Entzündungen zu kontrollieren. Forschungsstudien deuten auch darauf hin, dass Ihr Gewicht mehr dadurch kontrolliert werden kann, dass die Bakterien in Ihrem Darm essen als das, was Sie selbst essen.

Die Bakterien in Ihrem Darm nehmen zu, je nachdem, was Sie essen und füttern. Wenn Sie sich gesund ernähren, wachsen die richtigen Bakterien und helfen, Ihren Stoffwechsel anzukurbeln. Allerdings, wenn Sie essen Junk, ungesunde Ernährung, die schädlichen Bakterien ist die einmal, dass die Zunahme. Dieses ist etwas, das Sie vermeiden sollten, weil schlechte Bakterien böses Gas und Giftstoffe produzieren, die Entzündung, Gewichtszunahme, Schwellung, aufgeblähten Bauch und Diabesität oder die metabolische Dysfunktion verursachen. Dieses ist gekennzeichnet durch Stoffwechselsyndrom, Insulinresistenz, Fettleibigkeit und Typ-2-Diabetes, die alle durch hohen Blutzucker verursacht werden und mit der gleichen Behandlung behandelt werden können.

Wenn es ein Ungleichgewicht der Darmbakterien in Ihrem Verdauungssystem gibt, schädigt es die Auskleidung Ihres Darms oder eines undichten Darms, was Entzündungen verursacht und wiederum den Stoffwechsel schädigt, beeinflusst, wie das Gehirn den Appetit kontrolliert, zu Insulinresistenz und natürlich zu Gewichtszunahme führt.

Niedriger Zucker, wenig Stärke, hohe Ballaststoffe und Vollwertkost ernähren die guten Bakterien und verhungern die schädlichen Bakterien. Lebensmittel, die reich an Mineralien und Vitaminen sind, helfen, die Darmfunktion zu verbessern. Es beinhaltet:

- Bok Choy
- Kürbiskerne
- Grünkohl
- Rucola
- Karotten
- Tomaten
- Türkei
- Lachs
- Huhn
- Petersilie
- Zwiebel

- Kimchi

Diese Lebensmittel sind reich an Vitamin A, Zink, Antioxidantien, Aminosäuren und Probiotika.

Blutzucker-Balancer

Der Schlüssel zum Ausgleich des Blutzuckers ist das Protein. Jede Mahlzeit sollte mageres, vorzugsweise biologisches, tierisches Eiweiß enthalten, gepaart mit köstlichem Gemüse.

Wenn Sie Veganer oder Vegetarier sind, können Sie ein ernsthaftes Gewichts- und Gesundheitsproblem haben, wenn Sie Fleisch durch stärkehaltige Lebensmittel wie Nudeln, Reis, Brot und andere dichte Kohlenhydratnahrung ersetzen, wenn Sie es einmal konsumiert haben, in Zucker verwandeln und zu Verlangen führen.

Selbst Bohnen und Getreide können ein Problem darstellen, da diese Lebensmittel den Blutzucker und das Insulin mehr als tierisches Eiweiß erhöhen. Das Essen aller Gemüse kann ungesund sein, wenn man nicht weiß, was man tut.

Ja, Sie müssen weniger Fleisch aus der Fabrik essen, aber tierisches Eiweiß ist für die meisten Menschen wichtig. Wenn sie aus weidebedeckten oder wilden Quellen stammen, kann tierisches Eiweiß sehr gesund sein.

Ihre Entgiftung hängt teilweise von Ihrem aktuellen Stoffwechsel und Ihrer Gesundheit ab. Je kränker Sie sind, desto weniger Platz haben Sie für den Zucker, den Sie konsumieren können. Während Sie entgiften und abnehmen, wird Ihre Widerstandsfähigkeit zunehmen, und nach der Entgiftungsphase können Sie mit Bohnen und Getreide als Proteinquelle experimentieren. Wenn Sie jedoch derzeit erhebliche gesundheitliche Bedenken haben, dann vermeiden Sie diese vorerst.

Saatgut und Nüsse sind die Ausnahmen, wenn es um Proteine aus pflanzlichen Quellen geht. Sie erhöhen den Blutzuckerspiegel nicht und sind ideal als Snack, wenn Sie keine Nussallergie haben. Sie eignen sich besonders für Menschen mit Diabetes, da sie das Risiko von Diabetes reduzieren, bei der Gewichtsabnahme helfen und den Stoffwechsel verbessern, da sie mit guten Fetten, Proteinen,

Mineralien wie Zink und Magnesium sowie Ballaststoffen gefüllt sind, die alle zur Umkehrung der Diabesität beitragen.

Bewegung

Bewegung ist während der Entgiftungsphase unerlässlich. Bereits 30 Minuten mäßige Bewegung zu Beginn des Tages werden Ihren Stoffwechsel ankurbeln und Ihre Hormone, Ihren Blutzucker und Ihre Gehirnchemie ins Gleichgewicht bringen, so dass Sie während des Tages bessere Nahrungswahlen treffen können.

Bewegung reguliert den Appetit, reduziert das Verlangen, verbessert die Insulinempfindlichkeit und aktiviert Entgiftungswege, um Giftstoffe zu eliminieren, die Gewichtszunahme verursachen, Entzündungen zu reduzieren, Stresshormon Cortisol zu reduzieren und eine bessere Hilfe zu fördern.

Bewegung ist die beste Behandlung gegen Angstzustände und Depressionen. Es verbessert das Selbstwertgefühl, das Wohlbefinden und die Energie.

Wenn Sie bereits eine Trainingsroutine haben, tun Sie einfach weiter, was auch immer es ist, das Sie 30 Minuten lang genießen. Wenn Sie nicht regelmäßig trainiert haben, beginnen Sie mit einem 30-minütigen langsamen oder zügigen Gehen. Wenn Sie nur 5 Minuten Zeit haben, dann beginnen Sie damit und machen es 2 mal am Tag. Arbeiten Sie sich von dort aus nach oben. Wandern ist die einfachste und zugänglichste Übung für alle. Es erfordert keine ausgefallene Ausrüstung oder Mitgliedschaften. Sie können auch andere körperliche Aktivitäten ausprobieren.

Ergänzungen

Wenn es um Gesundheit und Gewichtsabnahme geht, sind Nährstoffe wichtig. Wenn der Körper wenig essentielle Nährstoffe enthält, sehnt er sich nach mehr Nahrung und versucht, die benötigten Nährstoffe zu erhalten. Daher essen Sie am Ende mehr, oft zuckerhaltige und Junk Foods und suchen nach den Nährstoffen, die einfach nicht da sind. Sie essen zu viel, aber der Körper ist immer noch am Verhungern und nicht zufrieden.

Wenn Sie anfangen, mehr echtes Essen zu essen, werden Sie sich gesättigter fühlen, und Sie werden weniger essen. Allerdings benötigt Ihr Körper immer noch die notwendige Menge an hochwertigen Nährstoffen, um Ihrem Körper zu helfen, effizient zu arbeiten. Eine ausreichende Menge an Vitaminen und Mineralien ist erforderlich, um Kalorien zu verbrennen, den Appetit zu regulieren, die Entgiftung zu fördern, die Entzündung zu verringern, Cortisol oder Stresshormone zu regulieren, die Verdauung zu unterstützen und den Zellen zu helfen, empfindlicher auf Insulin zu reagieren.

Hydrat

Die meisten von uns sind häufig dehydriert. Wir werden noch dehydrierter, weil die meisten von uns es lieben, koffeinhaltige Getränke zu trinken. Hydratisiert zu bleiben ist einer der Schlüssel zur Entgiftung. Die Flüssigkeit hilft, Umwelt- und Stoffwechselgifte durch die Nieren auszuspülen, erhöht die Energie und verbessert den regelmäßigen Stuhlgang. Daher ist es wichtig, während und nach der Entgiftung täglich mindestens 8 Gläser Wasser zu trinken.

Studien zeigen, dass wir den Durst nach Hunger oft verwechseln und essen statt trinken. Bewahren Sie immer eine Flasche frisches gefiltertes Wasser den ganzen Tag über auf und trinken Sie es. Hydratisiert!

Schreiben Sie Ihre Erfahrung auf

Das Führen eines Tagebuchs und das Aufschreiben Ihrer Gedanken, Gefühle und Erfahrungen ungefiltert sind erwiesenermaßen Stress abbauen und helfen, den Prozess der Entgiftung. Es ist eine der besten Möglichkeiten, den Kreislauf des sinnlosen Essens zu stoppen. Journaling ermöglicht es Ihnen, Ihre Emotionen und Gedanken auf eine gesunde, proaktive Weise zu verarbeiten, anstatt sie nur mit schlechten Gewohnheiten und schlechten Lebensmitteln zu füllen.

Das Schreiben wird Ihnen helfen, nicht nur Ihre Gedanken, sondern auch Ihre Kalorien besser zu verwerten. Es ist wichtig, einen ehrlichen Bericht über Ihre Erfahrung zu führen. Kaufen Sie ein leeres Notizbuch und schreiben Sie jeden Morgen und Abend über Ihre Erfahrungen.

Lehnen Sie sich zurück und Entspannen Sie sich

Die meisten von uns sind nicht motiviert, eine Pause ernst zu nehmen. Betrachten Sie dies dann: Wenn der Körper gestresst ist, verursacht es einen Anstieg des Insulinspiegels, erhöht den Spiegel der Zytokine oder der Botenmoleküle des Immunsystems, die Entzündungen verursachen, und erhöht den Spiegel des Cortisols, das die Ansammlung von Fett am Bauch verursacht.

Stress macht Sie auch hungriger und steigert Ihr Verlangen nach Zucker und Kohlenhydraten, die eine Stoffwechselstörung auslösen und zu übermäßiger Gewichtszunahme führen. Also nehmen Sie sich Zeit zum Entspannen und machen Sie eine Pause. Die folgende Atemübung hilft Ihnen, sich zu entspannen.

5-minütige Entspannungsatmung

1. Setzen Sie sich so bequem wie möglich – auf einen Stuhl, im Schneidersitz auf einem Kissen auf dem

Boden oder auf ein gestütztes Kissen auf Ihrem Bett.

2. Schließen Sie Ihren Mund und Ihre Augen.

3. Atmen Sie langsam durch die Nase und zählen Sie bis 5, während Sie einatmen.

4. Halten Sie in 5 Zähleinheiten.

5. Atmen Sie langsam aus und zählen Sie bis 5, während Sie ausatmen.

6. Wiederholen Sie dies 5 Minuten lang.

In den Rhythmus kommen

Ob es uns gefällt oder nicht, unser Körper hat sich zu einem biologischen Organismus entwickelt. Ob wir nun auf die Signale hören, die unser Körper uns sendet oder nicht, er folgt einem bestimmten Rhythmus – Zeit zum Schlafen, Aufwachen, Essen, Entspannen und Bewegen.

Einfache Verhaltensänderungen helfen Ihnen, wieder in den Rhythmus einzutreten, der starke Auswirkungen hat, darunter besseren Schlaf, erhöhte Energie, Gewichtsabnahme und vieles mehr. Also erstellen Sie während Ihrer Entgiftungsphase einen Zeitplan und halten Sie sich daran.

Die Forschung zeigt, dass das Essen sehr spät, das Überspringen von Mahlzeiten und das Nichtessen von Frühstück Ihren Stoffwechsel durcheinander bringt. Das Nichtessen am Tag führt zum Nachternährungssyndrom oder zum Binge-Essen in der Nacht oder zum Aufstehen mitten in der Nacht, um zu essen. Dies verursacht Diabesität, was zu Blutzuckerschwankungen führt.

Aufwachen, schlafen, essen, trainieren und entspannen Sie sich jeden Tag zur gleichen Zeit während Ihrer Entgiftungsphase. Sie werden bald bemerken, dass Ihr Körper in den Rhythmus kommt. Das Beste an Routinen ist, dass Sie keine mentale Energie verschwenden müssen, die Ihren Tag ständig plant. Ein frühes Frühstück wird Ihren Stoffwechsel ankurbeln und ihm ermöglichen, den ganzen Tag über Kalorien zu verbrennen. Ebenso müssen Sie vermeiden, 2-3 Stunden vor dem Schlafengehen zu essen, um zu verhindern, dass Fett während des Schlafes gespeichert wird. Während Sie schlafen, wächst Ihr Körper, baut sich wieder auf und repariert sich selbst. Wenn Sie jedoch schlafen, verbrennen Sie weniger Energie, so dass das Letzte, was Sie wollen, ist, dass Ihr Bauch wächst.

Genügend Schlaf bekommen

Zu wenig Schlaf ist mit verschiedenen Krankheiten verbunden, darunter Fettleibigkeit. Seit der Erfindung der Glühbirne sind die Menschen länger und später wach geblieben, weil wir das können, was die Synchronisation des Körpers mit dem natürlichen Rhythmus der Jahreszeiten stört und das erste Schlafmuster durcheinander bringt.

Wenn Sie nicht die richtige Menge an Schlaf bekommen, erhöht es die Produktion von Ghrelin, dem Hungerhormon, und es verringert die Produktion von Leptin, dem appetitzügelnden Hormon. Wenn es um Zucker geht, ist der Schlaf ein natürlicher Appetitzügler.

Wenn Sie Nachtschichten haben, haben Sie vielleicht bemerkt, dass Sie sich immer nach etwas Süßem sehnen, wie Eiscreme, Kekse und mehr. Ihr Körper bekommt nicht genug

Energie, weil Sie nicht genug Schlaf bekommen, also essen Sie, um die Energie zu bekommen, die Ihr Körper braucht.

Jetzt, da Sie wissen, was Sie vermeiden müssen und was Sie brauchen, um mehr davon zu bekommen; lassen Sie uns Sie bereit machen, Ihre Zucker-Entgiftung zu starten.

Kapitel 3: Vorbereitung auf die Zucker-Entgiftung

Der Schlüssel zu einer erfolgreichen Zuckerentgiftung ist ein guter Plan und eine effiziente Zubereitung. Geben Sie es zu: Sie verbringen wahrscheinlich mehr Zeit mit der Planung von Urlauben und Partys als mit der Planung, wie Sie gesund sein sollen. Bevor Sie mit der Entgiftung beginnen, sollten Sie Ihr Leben auf Erfolg ausrichten und ein Umfeld schaffen, das Sie automatisch anleitet, gesündere Entscheidungen zu treffen. Wenn Sie beispielsweise Nüsse anstelle von Donuts in Ihrer Speisekammer haben, treffen Sie mit größerer Wahrscheinlichkeit eine gesunde Entscheidung. Stellen Sie Ihre Küche, Ihren Verstand und Ihr Schul- oder Arbeitsumfeld so ein, dass Ihre Entgiftung maximiert wird. Dies ist Tag 1 und Tag 2 – der inoffizielle Beginn Ihrer Zuckerentgiftung.

Eliminieren Sie Zucker in Ihrer Küche

Ihre Küche ist wahrscheinlich vollgepackt mit verarbeiteten, zuckerhaltigen und Junk Foods. Sie werden Ihre Entgiftung mit Ihrer Küche beginnen. Werfen Sie alle Gegenstände weg, die unter die folgenden Kategorien fallen:

- Verpackt, in Boxen, in Dosen, konserviert oder alles, was kein echtes Essen ist. Sie können alles behalten, was Vollwertkost in Dosen ist, wie Artischocken oder Sardinen, die ein paar echte Zutaten wie Salz oder Wasser enthalten.

- Getränke oder Lebensmittel, die jede Form von Zucker enthalten, einschließlich künstlicher Süßstoffe, biologischer Rohrsaft, Ahornsirup, Agave, Melasse und Honig, hauptsächlich Fruchtsäfte oder mit Zucker gesüßte Getränke.

- Lebensmittel, die raffinierte Pflanzenöle, wie Soja- oder Maisöl, und hydriertes Öl enthalten.

- Lebensmittel mit Farbstoffen, Farbstoffen, Zusatzstoffen, Konservierungsmitteln oder künstlichen Süßstoffen – alles, was in irgendeiner Weise verarbeitet wird und ein Etikett trägt.

Wenn Sie sich nicht sicher sind, ob das Essen oder Trinken richtig für Sie ist, kann es am besten sein, es einfach loszuwerden. Seien Sie gründlich!

Die folgenden Punkte müssen ebenfalls berücksichtigt werden. Wenn Sie sie nicht werfen wollen, bringen Sie sie während der Entgiftung an einen Ort, der weit weg von Ihrem Augenlicht ist. Sie müssen sie vermeiden, während Sie eine Entgiftung durchführen. Nach der Entgiftung des Körpers können Sie einige davon wieder in Ihre Ernährung einbeziehen.

- Produkte mit Gluten, einschließlich Pasta, Brot, Bagels, etc.

- Alle Körner, auch die, die glutenfrei sind.

Versorgen Sie Ihre Küche mit dem richtigen Material.

Lebensmittel

Nachdem Sie Ihre Schränke und den Kühlschrank ausgeräumt haben, ist es an der Zeit, sie mit echten, ganzen, frischen Lebensmitteln für Ihre Entgiftung zu füllen.

Stellen Sie sicher, dass Sie diese ausreichend da haben.

- Mandelmehl

- Entzündungshemmende und entgiftende Kräuter und Gewürze, einschließlich Kurkuma, Thymian, Cayennepfeffer, Rosmarin, Kreuzkümmel, Chilipulver, Salbei, Zwiebelpulver, Oregano, Zimt, Koriander, Koriander, Petersilie und Paprika.

- Apfelessig mit Apfelwein

- Balsamico-Essig

- Schwarzer Pfeffer (Pfefferkörner, die Sie frisch mahlen können)

- Brühe, natriumarm (Huhn oder Gemüse)

- Kokosbutter, nativ extra, auch bekannt als Kokosöl - sie kann bei Raumtemperatur fest oder flüssig sein.

- Kokosnussmilch, vollfett, in Dosen verpackt

- Dijon-Senf

- Gekröstete oder eingemachte Kalamata-Oliven

- Nussbutter (wenn möglich roh; wählen Sie zwischen Mandel, Cashew, Macadamia oder Walnuss)

- Nüsse: Mandeln, Walnüsse, Macadamia Pekannüsse,

- Olivenöl, natives Olivenöl extra

- Andere gesunde Öle, die Sie mögen (Walnuss, Sesam, Traubenkern, Lein oder Avocado).

- Meersalz

- Samen: Chia, Hanf, Kürbis, Lein, Sesam, Sesam

- Tahini oder Sesamkörnerpaste – großzügig für Salatdressings und in Soßen für Gemüse)
- Tamari, natriumarm, glutenfrei
- Ungesüßte Mandel- oder Hanfmilch

Abhängig vom Mahlzeitenplan oder den Gerichten, planen Sie, sich für den Tag oder die Woche während Ihrer Entgiftung vorzubereiten, fügen Sie die benötigten spezifischen Zutaten hinzu; Sie benötigen möglicherweise einige der oben aufgeführten Zutaten nicht. Lesen Sie weiter durch die Rezepte, planen Sie Ihre Mahlzeiten und kaufen Sie dann die Zutaten, die Sie benötigen.

Sie denken vielleicht, dass es teuer ist, frische, ganze, gute Lebensmittel zu kaufen. Wenn Sie jedoch bedenken, wie viel Geld Sie für Takeout-Lebensmittel, Fertiggerichte, Soda, Kaffee und Junk Food ausgeben, würden Sie überrascht sein, dass Sie so viel Geld für Lebensmittel ausgeben, die giftig sind. Sie sollten auch bedenken, wie viel Sie für die Behandlung von Krankheiten zahlen würden, die durch verarbeitete und giftige Lebensmittel verursacht werden. Wenn Sie sich die langfristigen Vorteile für Ihre Gesundheit und Ihren Geldbeutel ansehen, ist die Wahl gesunder Lebensmittel für Sie viel besser und gesünder.

Entgiftendes Badzubehör

Zu Hause zu entspannen ist einfach. Lavendelöl, Natron und Bittersalz in Ihrem Badeteich helfen Ihnen nicht nur zu entspannen, sondern die Kombination schafft auch eine entgiftende und entspannende Routine.

Für jede Sitzung benötigen Sie Folgendes:

- 2 Tassen Bittersalz
- 1/2 Tasse Backpulver
- 10 Tropfen Lavendelöl

Füllen Sie die Wanne mit Wasser, so heiß wie möglich. Bittersalz, Natron und Lavendelöl hinzufügen. Um das Badezimmer entspannender zu machen, können Sie beruhigende Musik und leichte Kerzen spielen. In der Wanne ca. 20-30 Minuten einweichen.

Dieses entgiftende Bad hilft Ihnen, Stress abzubauen und sich für einen besseren Schlaf zu entspannen. Ihre Muskeln und Ihr Geist werden von diesem Heilbad profitieren.

Ein Tagebuch für Ihre Zucker-Entgiftung

Kaufen Sie ein Tagebuch oder ein Notizbuch. Hier werden Sie Ihre Erfahrungen, Gedanken und Ergebnisse festhalten.

Ergänzungen

Die meisten Menschen haben einen Mangel an notwendigen Nährstoffen, besonders Menschen, die sich nicht um ihren Körper gekümmert haben. Bevor Sie mit der Entgiftung beginnen, stellen Sie sicher, dass Sie Folgendes zur Hand haben. Sie versorgen Ihren Körper mit den essentiellen Nährstoffen, die er benötigt. Die Kombination ist für den

Langzeiteinsatz ausgelegt. Sie können jede der Ergänzungen in Ihrem örtlichen Gesundheitszentrum finden.

Ergänzung	Dosierung	Vorteile
Alpha-Liponsäure (ALA)	300-600 Milligramm	Gleicht Insulin und Blutzucker aus; zusammen mit anderen Nahrungsergänzungsmitteln, die den Stoffwechsel, den Blutzuckerhaushalt und das Insulin optimieren.
Chrom	500-1000 Mikrogramm	Gleicht Insulin und Blutzucker aus; zusammen mit anderen Nahrungsergänzungsmitteln, die den Stoffwechsel, den Blutzuckerhaushalt und das Insulin optimieren.

Zimt	500-1000 Milligramm	Gleicht Insulin und Blutzucker aus; zusammen mit anderen Nahrungsergänzungsmitteln, die den Stoffwechsel, den Blutzuckerhaushalt und das Insulin optimieren.
Grüner Tee Katechine	100-200 Milligramm	Gleicht Insulin und Blutzucker aus; zusammen mit anderen Nahrungsergänzungsmitteln, die den Stoffwechsel, den Blutzuckerhaushalt und das Insulin optimieren.
Magnesiumcitrat	200-300 Milligramm (2-3 Kapseln) 1-2 mal täglich	Dies wird verwendet, um Verstopfung zu behandeln, die durch PolyGlycopleX oder PGX verursacht wird, hauptsächlich wenn der Magen nicht zu viel Ballaststoffe enthält. Dies hilft auch, den Schlaf zu verbessern, Angst zu reduzieren, die Kontrolle des Blutzuckers zu verbessern und Muskelkrämpfe zu heilen.

Multivitamin und multimineralische Ergänzung	Wie auf dem Etikett angegeben, nehmen.	Hilft, den Stoffwechsel anzukurbeln, die Insulinfunktion zu verbessern und den Blutzuckerspiegel auszugleichen.

PolyGlycopleX oder PGX (Kapseln oder Pulver)	2,5-5 Gramm vor jeder Mahlzeit; Sie können zusätzliche Dosen während des Tages einnehmen, um das Verlangen zu kontrollieren.	Diese Superfaser verlangsamt Insulin und Blutzuckerspitzen. Es reduziert auch den Bedarf und lässt Sie sich länger satt fühlen. Vor jeder Mahlzeit mit einem großen Glas Wasser einnehmen. Die Pulverform funktioniert besser als die Kapsel. Dies wird dir auch helfen, mit Nachtmahlzeiten oder nächtlichem Verlangen umzugehen. Trinken Sie täglich die empfohlenen acht Gläser Wasser, um sicherzustellen, dass sich die Faser durch Ihren Körper bewegt.

Gereinigtes Fischöl (DHA/EPA)	2 Gramm	Gleicht den Blutzucker aus, sensibilisiert das Insulin, entzündungshemmend, fördert die Gehirnfunktion und beugt Herzerkrankungen vor.
Vitamin D3	2.000 IU	
Zink	15-30 Milligramm	Gleicht Insulin und Blutzucker aus; zusammen mit anderen Nahrungsergänzungsmitteln, die den Stoffwechsel, den Blutzuckerhaushalt und das Insulin optimieren.

Testwerkzeuge zur Überwachung Ihres Fortschritts

Wenn Sie das Geld haben oder wenn Ihr Budget es erlaubt, können Sie die folgenden Tools erhalten, die Ihnen helfen, Ihren Fortschritt zu testen und zu überwachen.

- Ein Blutzuckermessgerät

- Eine Waage, vorzugsweise eine, die Ihr Gewicht, Ihre Körperzusammensetzung und Ihren BMI hochlädt; wenn möglich, eine, die Ihre Informationen direkt auf ein Smartphone hochlädt.

- Ein Blutdruckmessgerät, wenn möglich, das Ihre Daten sofort auf ein Smartphone hochlädt.

- Ein persönliches Bewegungs-Tracking, um Ihren täglichen Schlaf und Ihre Aktivitäten zu verfolgen.

Sportbekleidung

Das Ziel ist dabei der maximale Erfolg. Sie werden wahrscheinlicher trainieren, wenn Sie ein Paar geeignete Trainingskleidung und Ihre Vorräte an der gleichen Stelle aufbewahren. Wann immer Sie bereit sin, sich zu bewegen, haben Sie alles, was Sie brauchen. Holen Sie Ihre Turnschuhe aus dem Schrank oder kaufen Sie ein neues Paar. Wählen Sie eine Kleidung, mit der Sie sich am wohlsten fühlen. Beseitigen Sie alle Hindernisse, damit Sie, wenn Sie mit der Entgiftung beginnen, bereit sind zu gehen.

Wasserfilter und Flasche

Der beste Weg, reines, sauberes Wasser zu trinken, ist, das eigene mit einer einfachen Kohle zu filtern und das Wasser dann in eine Glas- oder Edelstahlflasche zu füllen. Sie finden diese Artikel im Supermarkt oder im Haushaltswarengeschäft.

Reduzierung des Verbrauchs von Zucker, Koffein und Alkohol

Die zweitägige Vorbereitung ist der Beginn Ihrer Entgiftung, und während dieser Zeit werden Sie anfangen, sich vom Zucker, Alkohol und Koffein zu entwöhnen. Diese Substanzen werden Sie sich vorübergehend wach und energetisiert fühlen lassen, aber ihre Wirkung lässt schnell nach und Sie werden in einen bösartigen Crash-and-Crave-Zyklus geraten.

- Es wird nicht einfach sein, auf Koffein zu verzichten. Führen Sie es in Etappen durch. Reduzieren Sie Ihren üblichen Betrag am ersten Tag auf die Hälfte und dann wieder auf die Hälfte am zweiten Tag. Während des offiziellen ersten Tages Ihrer Entgiftung, gehen Sie auf kalten Truthahn. Machen Sie ein Nickerchen, wenn Sie müde sind. Viel Wasser, eine sanfte Übung, ein heißes Bad und 1.000 mg zweimal täglich Vitamin C können helfen, Kopfschmerzen zu reduzieren, die durch den Entzug entstehen können.

- Tag 2 ist die Zeit, um mit Alkohol und jedem Getränk, das mit künstlichen Süßstoffen oder Zucker gesüßt ist, aufzuhören. Dies ist auch die Zeit, den Verzehr von verarbeiteten Lebensmitteln einzustellen.

Wie gehe ich mit Entgiftungssymptomen um?

In dieser Phase haben Sie bereits damit begonnen, sich aus Zucker und verarbeiteten Lebensmitteln zu entwöhnen, damit Sie sich hungrig fühlen können. Sie werden auch die typischen Anzeichen von Hunger erleben, wie z.B. ein leeres Gefühl im Brust- oder Bauchbereich und das Knurren des Bauches. Sie werden sich nach Süßigkeiten sehnen und sich zwischen den Mahlzeiten müde oder benommen fühlen, Schwierigkeiten haben, einen 30-minütigen Spaziergang zu machen, Kaffee trinken wollen, Gehirnnebel oder Konzentrationsschwierigkeiten haben und sich ängstlich, launisch oder aufbrausend fühlen.

Ruhepause

Entspannen Sie sich, schlafen Sie und ruhen Sie sich aus. Dies ist in den ersten Tagen der Entgiftung von entscheidender Bedeutung. Ruhe entspannt das Nervensystem, das System, das für den Kampf oder die Flugreaktion bei einem stressigen Ereignis verantwortlich ist, hilft dem Körper bei der Reparatur. Die ersten 2 Tage Ihrer Entgiftung sind, wo Entgiftungsmagie stattfindet. Ihr Körper wird sich anpassen, und Sie werden sich weniger als großartig fühlen, also müssen Sie sich ausruhen. Dies wird vergehen, sobald sich Ihr Körper verändert hat.

Akzeptieren Sie die Entgiftungssymptome

Sich nicht so gut zu fühlen, ist ein großartiges Zeichen. Es bedeutet, dass Ihr Körper sich verändert und die Giftstoffe aus Ihrem Körper entfernt.

Spülen der Toxine

Nehmen Sie ein entgiftendes Bad, lassen Sie sich massieren, genießen Sie eine Sauna, machen Sie Stretching oder ein sanftes Yoga. Alle diese Dinge werden helfen, Entzündungen zu reduzieren und die Durchblutung in Ihrem Körper zu erhöhen, was hilft, Schmerzen und Schmerzen zu reduzieren, die chemische Sekretion zu erhöhen, Giftstoffe zu bewegen und den Körper zu reinigen.

Die Dinge in Bewegung bringen

Reinigen Sie den Darm, damit er effizient arbeitet und Verstopfungen und Kopfschmerzen vorbeugt. Hier sind einige Tipps, um die Dinge in Bewegung zu bringen.

- Trinken Sie viel Wasser, um die Nieren zu spülen und den Darm zu reinigen.

- Fügen Sie 2 Esslöffel gemahlene Leinsamen in Ihre Suppen, Salate oder Shakes ein. Diese sind reich an Ballaststoffen und nehmen viel Wasser auf.

- Nehmen Sie 100-150 mg Magnesiumcitrat zweimal täglich ein, um den regelmäßigen Stuhlgang zu unterstützen. Sie können bis zu 6 Kapseln einnehmen. Stoppen Sie die Einnahme oder reduzieren Sie die Menge, wenn der Darm zu locker wird.

- Nehmen Sie 1000-2000 mg Vitamin C ein- bis zweimal täglich ein.

- Trinken Sie ein pflanzliches Abführmittel wie Senna, Cascara oder Rhabarber vor dem Schlafengehen.

- Bewegung hilft, Dinge in Bewegung zu bringen. Es ist ein starkes Darmstimulanzien und

- Schwitzen Sie es aus. Intensive Aktivität hilft Ihnen beim Schwitzen, das Giftstoffe durch die Haut freisetzt. Wenn Sie durch Ihre Bewegung nicht schwitzen, nehmen Sie eine Infrarot- oder Dampfsauna.

- Verwenden Sie einen Einlauf oder ein Zäpfchen. Es gibt verfügbare Medikamente, die Sie in Ihrer Apotheke kaufen können.

- Probieren Sie flüssiges Magnesiumcitrat. Dies wird in der Regel verwendet, um den Darm vor einer Koloskopie zu spülen. Wenn Sie dieses in Ihrer lokalen Apotheke finden können, dann benutzen Sie es. Diese Lösung ist jedoch überzeugend. Sie kann dazu führen, dass Sie in weniger als 4 Stunden gehen, also verlasse n Sie nicht das Haus und seien Sie bereit.

- Wenn alles andere scheitert, dann ist es an der Zeit, Ihren Arzt aufzusuchen und herauszufinden, was sonst noch vor sich geht.

Bewegen Sie Ihren Körper

Eine sanfte Bewegung hilft Ihrem Kreislauf, sich zu bewegen und spült giftige Flüssigkeit aus. Hier ist eine einfache und effektive Methode, die einen großen Unterschied machen kann. Legen Sie sich auf den Rücken, nahe an eine Wand. Legen Sie Ihre Beine gerade gegen die Wand und lassen Sie sie 20 Minuten lang dort bleiben.

Nehmen Sie 2000 mg gepuffertes Vitamin C ein.

Eine bis zwei Kapseln täglich helfen, die Entgiftungssymptome zu lindern.

Trinken Sie viel Flüssigkeit.

Stellen Sie sicher, dass Sie täglich mindestens 8 Gläser trinken. Auf Wunsch können Sie auch Kräutertees trinken.

Essen Sie!

Essen Sie viel, wenn Sie es fühlen. Essen Sie so viel von dem folgenden Nicht-Stärke-Gemüse:

- Zucchini
- Brunnenkresse
- Rübengrün
- Tomaten
- Mangold
- Sommer-Kürbis
- Spinat
- Zuckerschoten
- Schnappbohnen

- Schalotten
- Radieschen
- Radicchio
- Petersilie
- Palmenherzen
- Zwiebeln
- Senfgrün
- Pilze
- Salat
- Grünkohl
- Jalapeño Paprika
- Grüne Bohnen
- Ingwerwurzel
- Knoblauch
- Fenchel

- Endivien
- Aubergine
- Löwenzahn-Grün
- Halsband-Grün
- Schnittlauch
- Sellerie
- Blumenkohl
- Kohl
- Rosenkohl
- Brokkoli
- Paprika (rot, grün, gelb)
- Rübengrün
- Bohnensprossen
- Spargel
- Rucola

- Artischocke

Vergessen Sie Ihre Snacks nicht.

Um den Hunger und das Verlangen fernzuhalten, nehmen Sie 2 Snacks in Ihren Speiseplan auf. Ein kleines Gericht auf Proteinbasis mit Ballaststoffen und gesunden Fetten, wie zuckerfreie Aufstriche oder Dips mit Gemüse oder Nüssen, hilft Ihnen, Ihre Energie aufrechtzuerhalten und Ihren Blutzucker konstant zu halten. Sie können auch Ihre Mahlzeiten kochen und ein wenig mehr als Ihren Snack hinzufügen – Snack bedeutet nicht unbedingt Nüsse und Brotaufstrich. Wenn Sie wollen, können Sie sechs kleine Mahlzeiten pro Tag essen – manche Leute finden das einfacher.

Setzen Sie sich es in den Kopf

Sie müssen Ihre Meinung richtig einstellen. Wenn Sie falsch denken und das Gefühl haben, dass Sie keinen Erfolg haben, dann werden Sie in diese Richtung gehen. Es geht nicht nur um gesunde Essgewohnheiten: Es ist auch eine positive Einstellung, die den Erfolg Ihrer Entgiftung bestimmt.

Ihr Tagebuch hilft Ihnen dabei, Ihre Überzeugungen, Einstellungen und mentalen Hindernisse auszurotten, die Sie am Erfolg hindern. Sie müssen sich der Herausforderungen bewusst sein, damit Sie sich auf das konzentrieren können, was Sie erreichen möchten und wie Sie es erreichen können.

Konzentrieren Sie sich bei Ihrer zweitägigen Vorbereitung auf die folgenden Fragen und schreiben Sie, was Ihnen in den Sinn kommt. Wenn Sie beim Aufschreiben Ihrer Antworten andere Gefühle und Gedanken verspüren, schreiben Sie diese ebenfalls auf. Wenn Sie aufschreiben, was mit Ihrem Verstand passiert, sind Sie für sich selbst rechenschaftspflichtiger und können Ihre inneren Wünsche in die Realität umsetzen. Hier sind die Fragen, die Sie beantworten müssen.

- Warum entgifte ich? Was kann ich mit dieser Entgiftung in meinem Leben und meinem Körper erreichen?

- Welche drei besonderen Ziele möchte ich während dieser Entgiftung erreichen?

- Welche drei besonderen Dinge hindern mich daran, mein Gewichtsziel zu erreichen? Ist es Zuckersucht? Emotionales Essen? Beschäftigtes Leben? Isst du immer Junk Food? Angst vor dem Scheitern? Angst vor dem Erfolg? Lebensmitteldrücker, die für ungesundes Essen und Essgewohnheiten werben und diese fördern?

- Welche Überzeugungen hindern mich daran, gesund zu sein? Denke ich, dass ich nicht viel Aufmerksamkeit und Zeit verdiene? Habe ich diesen Glauben, dass es schwer ist, gesund zu sein? Ich habe es schon einmal versucht, und es war nicht erfolgreich.

- War es die Art, wie ich übermäßig esse? War es die Art und Weise, wie ich Lebensmittel esse, die nicht nahrhaft sind?

- Wie beeinflussen Krankheit und Übergewicht meine

Fähigkeit, die Dinge, die ich tun möchte, zu erfüllen und mich glücklich zu machen?

- Wenn ich anfange, mich gesund zu ernähren, wie wird sich dann mein Leben verändern? Wenn ich mich um meine Gesundheit kümmere, wie wird sich das auf mein Leben auswirken?

- Wie war mein Leben, als ich gesünder war und mich mit Sorgfalt ernährte?

Je mehr die Hindernisse und der Nutzen zum Leben erwachen, desto besser werden Sie in der Lage sein, sie zu überwinden. Mehr noch, je mehr Sie mit Ihrer Absicht und Ihrem Ziel verbunden sind, desto motivierter werden Sie sein.

Seien Sie ehrlich zu sich selbst. Warum entgiften Sie? Für wen tun Sie das? Für sich selbst? Für Ihre Lieben? Wie anders wird Ihr Leben sein, wenn Sie gesund sind? Die wichtigsten Fragen überhaupt: Werden Sie dabei sein, wenn Ihr Kinder und Enkelkinder aufwachsen? Wie lange werden

Sie Zeit mit Ihrer Familie und Ihren Freunden verbringen können?

Messen Sie Ihren Fortschritt

Am Tag vor Beginn der Entgiftung messen Sie die folgenden Punkte und notieren sie in Ihrem Entgiftungstagebuch.

Gewicht

Ohne Kleidung, wiegen Sie sich gleich morgens, wenn Sie aufwachen.

Größe

Messen Sie, wie groß Sie in Fuß und Zoll sind.

Taillenumfang

Wickeln Sie das Maßband um Ihren Bauchnabel, messen Sie den breitesten Punkt Ihrer Taille, nicht den Abschnitt, an dem sich Ihr Gürtel befindet.

Hüftumfang

Genauso wie bei der Taille, messen Sie den breitesten Punkt um Ihre Hüften herum.

Oberschenkelumfang

Ebenso wie die Taille und die Hüften, messen Sie den breitesten Punkt um jeden einzelnen Oberschenkel herum.

Blutdruck

Wenn Sie eine Blutdruckmanschette haben, dann können Sie dies zu Hause tun. Wenn nicht, kann dies in der Apotheke oder von Ihrem Arzt durchgeführt werden.

Jetzt sind Sie bereit, mit der Zucker-Entgiftung zu beginnen.

Kapitel 4: Was ist zu erwarten und wie kommt man durch?

Sie beginnen offiziell mit der Zucker-Entgiftung – Tag 3 bis Tag 14. Es wird keine einfache Anpassung und Umstellung sein. Wenn Sie jedoch mit dem Wissen ausgestattet sind, was Sie erwartet und wie Sie Tipps erhalten, wie Sie mit den verschiedenen Symptomen umgehen können, wird Ihre Reise angenehmer sein.

Tag 3: Das ist es!

Dies ist der Zeitpunkt, an dem die meisten Menschen in der Regel grippeähnliche Symptome, Selbstzweifel und niedrigen Blutzucker haben. Dies ist der Beginn einer sehr anspruchsvollen Reise. Behalten Sie Ihre Herrschaft! Sie haben wahrscheinlich keine echte Erkältung oder Grippe, aber Sie haben die Symptome einer Zucker-Entgiftung – das ist eine typische Reaktion, und sie wird nach ein paar Tagen nachlassen.

Tag 4: Noch zehn weitere Tage bis zum Start!

Sie können bemerken, dass Ihre Haut mit Pickeln ausbricht. Das ist ein normales und ein großartiges Zeichen! Ihre Entgiftung funktioniert, und Ihre Körper räumt die Giftstoffe aus. Sie können auch leichte Reizungen auf Ihrer Haut und Stimmungsschwankungen feststellen.

Tag 5: Ich habe es geschafft!

Das Verlangen und die Kopfschmerzen werden verschwinden. Wenn Sie nicht auf Hunger vorbereitet sind, können Ausrutscher und Versuchungen auftreten. Genau darum geht es bei Ihrer Vorbereitung – mit dem richtigen Essen und gesunden Snacks zur Hand zu haben und die Mahlzeiten rechtzeitig zu planen.

Tag 6: Fast auf halbem Weg geschafft!

Die Grippe oder kälteähnliche Symptome werden an diesem Tag nachlassen. Sie können auch Ihre Versorgung einsehen. Die von Ihnen erstellten Menüpläne und die Rezepte, um sicherzustellen, dass Sie immer noch auf dem Laufenden sind. Es ist auch gut, die Vorbereitungstipps noch einmal zu lesen.

Tag 7: Eine Woche vorbei!

Dies ist, wo die meisten Menschen Durchfall, Verstopfung oder Blähungen haben. Achten Sie darauf, dass Sie die Tipps zur Vermeidung von Verstopfung befolgen.

Tag 8: Eine weitere Woche!

Über das Wochenende können Sie die Versuchung spüren und von Ihrer Entgiftung abrutschen. Wenn Sie frühzeitig keine Müdigkeit verspürt haben, ist dies möglicherweise der

Tag, an dem Sie sich abgenutzt fühlen. Möglicherweise werden Sie müde von dem Essen, das Sie zu sich nehmen, und fühlen sich überfordert, wie viel Vorbereitung Sie für Ihr Essen tun müssen.

Wenn Sie ausgerutscht sind, seien Sie nicht streng mit sich. Seien Sie stattdessen fester in Ihrem Engagement. Die in diesem Buch enthaltenen Rezepte sind ebenfalls einfach und es sind zu viele Rezepte zur Entgiftung von Zucker online. Stellen Sie einfach sicher, dass jedes Rezept den oben genannten Richtlinien entspricht.

Tag 9: Ja! Ich fühle mich gut! Kein Verlangen mehr!

Gas, Blähungen und andere Verdauungsprobleme beginnen sich zu klären. Sie können ein paar Rezepte gesammelt haben, die Sie gerne ausprobieren würden, und Sie bekommen den Dreh raus. Sie können alle Rezepte, die Sie außerhalb dieses Buches geschnitten haben, ändern und in Ihren Speiseplan aufnehmen.

Sie werden auch feststellen, dass Sie nicht mehr länger danach verlangen, mehr Schrott und Süßigkeiten zu essen, wie Sie es getan haben, bevor Sie mit der Entgiftung begannen. Lies dein Tagebuch. Schauen Sie auf Ihre Erfolge und Ihre Kämpfe zurück. Ihr Tagesprotokoll zeigt Ihnen an, wie weit Sie gegangen sind.

Tag 10: Ich fühle mich ein wenig schwach, aber das ist nicht so schwer, wie ich dachte. Ich sollte mich weiterhin gesund ernähren!

Eine Low-Carb-Diät kann zu Schwäche oder Zittern führen. Wenn Sie regelmäßig trainiert haben, werden Sie feststellen, dass Ihre Leistung beeinträchtigt ist. Achten Sie darauf, dass Sie ausreichend gesundes Fett bekommen. Dies wird Ihre Hauptenergiequelle sein, da Sie bei Kohlenhydraten und Zucker eingespart haben.

Nach dem Gefühl der Lethargie werden Sie die Verbesserung

Ihrer Energie und Stimmung spüren, wenn Sie sich dem Ende Ihrer Entgiftung nähern. Sie haben jetzt gelernt, auf zuckerfreien Wellen zu surfen.

Tag 11: Ich schlafe wie ein Baby, aber ich sehne mich nach etwas Süßem.

Bis zu diesem Tag werden Sie vielleicht bemerken, dass Sie schneller und besser schlafen. Sie werden auch sehen, dass Sie sich erfrischt und ausgeruht fühlen, wenn Sie morgens aufwachen. Stellen Sie sicher, dass Sie Ihren Wach- und Schlafplan einhalten.

Es kann jedoch sein, dass Sie die Sehnsucht nach Junk und zuckerhaltigen Lebensmitteln verspüren, die Sie normalerweise essen, und dass Sie sich bei der Auswahl der Lebensmittel gelangweilt fühlen. Die Aufregung kann beim Essen gesunder Lebensmittel nachlassen. Suchen Sie erneut nach aufregenderen Rezepten für die Entgiftung von Zucker. Sie können sicherlich Tonnen von Rezepten zu Ihrem 2-wöchigen Speiseplan hinzufügen. Sie können sogar Ihr

Leben lang gesund essen!

Tag 12: Verliere ich etwas Gewicht? Die zwei Wochen sind fast vorbei.

Die Zucker-Entgiftung wird Ihnen helfen, das Übergewicht zu verlieren, aber es wird nicht helfen, wenn Sie sich jeden Tag wiegen. Es ist ideal, sich einmal vor Beginn der Entgiftung und dann nach 14 Tagen zu überlegen.

Sie können sich ungeduldig fühlen, wenn Sie nur noch zwei Tage vor dem Abflug sind! Deine Entgiftung ist fast vorbei. Denke nicht an die Entgiftung. Stattdessen verwöhnen und verwöhnen Sie sich selbst. Sehen Sie sich ein Konzert an, gehen Sie in ein Museum, lassen Sie sich maniküren und sehen Sie sich ein Stück an. Alles, was Sie von dem ablenkt, was Sie gerade tun.

Tag 13: Fast fertig! Was mache ich danach?

Vielleicht haben Sie Angst, dass Ihre Entgiftung bald vorbei ist. Sie werden nun anfangen, einige der Lebensmittel, die Sie für diese Entgiftung eliminiert haben, wieder einzuführen – Bohnen und Milchprodukte.

Sie können den Drang zum Betrug verspüren, da Ihre Entgiftung fast vorbei ist. Sie können es sogar genug nennen, da es bereits Tag 13 ist. Behalten Sie Ziele im Hinterkopf. Bei dieser Entgiftung geht es nicht nur darum, Zucker loszuwerden, sondern auch darum, Ihre ungesunden Essgewohnheiten in eine gesunde zu verwandeln. Wenn Sie es noch einen Tag durchhalten, wird das Gefühl der Vollendung großartig sein!

Tag 14: Ich habe es geschafft!

Pure Freude! Aufregung! Stolz! Erleichterung! Sie sind durchgedrungen und haben es geschafft! Morgen können Sie anfangen, das Essen, das Sie in den letzten 2 Wochen nicht essen durften, wieder einzuführen. Denken Sie daran, sie langsam wieder in Ihre Ernährung aufzunehmen.

Ihr tägliches Ritual

Hier ist eine Erinnerung daran, was Sie während Ihrer Entgiftung jeden Tag tun müssen.

Morgens

- Zu Beginn des Tages nehmen Sie Ihre Messungen vor. Schreiben Sie das Ergebnis in Ihr Tagebuch – Glukose, Blutdruck, usw. Beachten Sie auch, wie viele Stunden Sie geschlafen haben und wie gut Ihr Schlaf ist.

- Machen Sie Ihre 30-minütige Bewegung – zügiges Gehen oder Ihre bevorzugte Übung.

- Nehmen Sie Ihre PGX-Ballaststoffe kurz vor dem Frühstück ein.

- Wenn Sie es einnehmen, nehmen Sie es zusammen mit Ihrem Frühstück ein.

- Optional: Genießen Sie Ihre Wahl des Snacks am Vormittag.

Nachmittag

- Nehmen Sie Ihre PGX-Ballaststoffe kurz vor dem Mittagessen ein.

- Genießen Sie Ihr Mittagessen.

- Optional: Genießen Sie die Wahl zwischen einem Snack am Nachmittag.

Abends

- Nehmen Sie Ihre PGX- allaststoffe kurz vor dem Abendessen mit.

- Wenn Sie es einnehmen, nehmen Sie Ihre Ergänzung.

- Genießen Sie Ihr Abendessen.

- Zeichnen Sie Ihre Erfahrungen den ganzen Tag über

auf. Notieren Sie, was Sie gegessen haben, was Sie getan haben, wie Sie sich gefühlt haben, welche Veränderungen und Verbesserungen in Ihrem Fokus und Ihre Energie Sie hatten und wie diese Veränderungen Sie emotional, mental und physisch fühlen lassen. Notieren Sie sich alle Entgiftungssymptome.

- Üben Sie Ihre Wahl einer 5-minütigen Tiefatmungsübung.

- Schlafen Sie.

Sie können jetzt mit der Entgiftung beginnen. Lesen Sie die Rezepte durch und planen Sie Ihren Speiseplan für zwei Wochen sorgfältig. Wählen Sie eines der folgenden Rezepte aus oder verwenden Sie Rezepte, die für die Entgiftung von Zucker geeignet sind.

KAPITEL 5:

ERNÄHRUNGSPLANVORSCHLAG FÜR EIEN ZUCKER-ENTGIFTUNG

Eine Zucker-Entgiftungsdiät ist nicht so kompliziert, wie Sie denken. Stellen Sie einfach sicher, dass Sie sich von den Lebensmitteln und Produkten fernhalten, die Sie während der Zeit Ihrer Entgiftung vermeiden müssen. Hier ist ein Beispiel dafür, wie Ihre Mahlzeiten aussehen werden. Es ist gefüllt mit super leckeren echten, vollwertigen Lebensmitteln, die gut für dich sind.

TAG 1	
Frühstück	Spinat-Käse-Backeier
Vormittagssnack	Geröstete Tamari-Rosmarin-Mandel
Mittagessen	Süße Pfeffer-Käse-Poppers

Snack am Nachmittag	3 Stück Ei, hart gekocht, auf Wunsch Eigelb entfernt
Abendessen	Gebackenes Spinat-gefülltes Huhn
TAG 2	
Frühstück	Feta- und Gurken-Verlangen
Vormittagssnack	Überbleibsel geröstete Tamari-Rosmarin-Mandel
Mittagessen	Restgebackenes Spinat-gefülltes Huhn
Snack am Nachmittag	Käse-Spinat-Dip
Abendessen	Asiatisch inspirierte Salatbecher mit Pute
3. TAG	
Frühstück	Erdnussbutter Smoothie mit Erdnussbutter

Vormittagssnack	3 Stück Ei, hart gekocht, auf Wunsch Eigelb entfernt
Mittagessen	Reste Asiatisch inspirierte Puten-Salatbecher mit geworfenem gemischtem grünen Salat mit Tomaten, Paprika, Gurke, gekleidet mit Essig und nativem Olivenöl extra.
Snack am Nachmittag	Reste von Spinat-Käse -ackeiern
Abendessen	Frisches Kräutermariniertes gegrilltes Huhn
**4. TAG**	
Frühstück	Mini-Frittatas
Vormittagssnack	1 Käse-Stick

Mittagessen	Reste Frisches Kräutermariniertes gegrilltes Huhn mit Hühner-Koriander-Salat
Snack am Nachmittag	Sellerie getaucht in zuckerfreie Erdnussbutter oder Ihre bevorzugte zuckerfreie Nussbutter.
Abendessen	Bohnen- und Hühnerfleisch-Eintopf mit Mini-Käse-Zucchini-Bissen
5. TAG	
Frühstück	Reste Mini-Frittatas
Vormittagssnack	Mittelmeer-inspirierter würziger Feta-Dip

Mittagessen	Reste von Bohnen- und Hühnereintopf mit gemischtem grünen Salat mit Tomaten, Paprika, Gurke, gekleidet mit Essig und nativem Olivenöl extra.
Snack am Nachmittag	Tomaten, Gurken und Feta-Salat
Abendessen	Käsiges Blumenkohl-Brotsticks mit italienisch inspiriertem grünen Bohnensalat
6. TAG	
Frühstück	Eier-Muffin
Vormittagssnack	1/4 Tasse Ricotta-Käse (fettarm, teilentrahmt) mit ein paar Tropfen flüssigem Vanillestevia und 1/4 Teelöffel Vanilleextrakt geworfen.

Mittagessen	Käseüberreste Blumenkohl-Brotsticks mit italienisch inspiriertem grünen Bohnensalat
Snack am Nachmittag	Mittelmeer-inspirierter würziger Feta-Dip
Abendessen	Zitrone-Knoblauch-Huhn-Trommelstöcke mit Zucchinisalat
7. TAG	
Frühstück	Rührei mit sautierten Pilzen und Spinat mit hausgemachter Salsa
Vormittagssnack	1/2 Tasse Hüttenkäse
Mittagessen	Gemüsesuppe

Snack am Nachmittag	Reste Geröstete Tamari-Rosmarin-Mandeln
Abendessen	Zitrone-Knoblauch-Huhn-Trommelstöcke mit Zucchinisalat

Optionale Snacks nach dem Abendessen:

- 1/4 Tasse Ricotta-Käse (fettarm, teilentrahmt) mit ein paar Tropfen flüssigem Vanillestevia und 1/4 Teelöffel Vanilleextrakt geworfen.

- 1 Käse-Stick

- Chiapudding mit Vanillegeschmack

- Gurkenscheiben mit Hüttenkäse überzogen (fettarm, ca. ½ Tasse)

- 3 Stück Ei, hart gekocht, auf Wunsch Eigelb entfernt

Dieser einfache Muster-Menüplan ist austauschbar und Sie können die Rezepte an Ihre Bedürfnisse anpassen. Wenn Sie Ihren Speiseplan anpassen möchten, können Sie gerne nach von der Zucker-Entgiftung genehmigten Rezepten suchen und Ihre speziellen Rezepte erstellen.

Sie können dieses Zucker-Entgiftung alleine machen und Sie werden Reste haben. Sie können die Zutaten verkleinern, um das Rezept an das anzupassen, was Sie für die ganze Woche brauchen.

Einkaufsliste			
Fleisch und Eier	Milchprodukte	Gemüse	Gewürze oder Sonstiges

8 Unzen Schweinswurst ODER gemahlener Truthahn	8 Unzen Gouda-Käse, ODER einfachen Mozzarella.	1 Beutel tiefgekühlte grüne Bohnen	1 Glas zuckerfreie natürliche Erdnussbutter
8 Hähnchenkeulenstangen	2 Packungen (je 8 Unzen) Frischkäse	1 Bund frische Zwiebeln oder grüne Zwiebeln	1 kleines Glas sonnengetrocknete Tomaten
8 Hühnerbrüste	2 Tassen Parmesankäse	1 frischer Kopf Blumenkohl	2 Dosen Hühnerbrühe, natriumarm
3 Dutzend Eier	2 Tassen Fetakäse	1 Pfund frische grüne Bohnen	4 Unzen Chiasamen

1 Pfund gemahlene Pute	1 Packung Mozzarella-Käse, gerieben	1 Pfund Mini-Paprika	Frische Petersilie, Koriander und Basilikum,
	1 Paket Cheddarkäse, gerieben	1 Stangensellerie	hausgemachter Hummus zum Snacken
	1 Packung Käsesticks	1-2 Packungen Kirschtomaten	hausgemachte Salsa
	1 Container (16 Unzen) Hütte ODER fettarmer Ricotta-Käse	18 Tassen frischer Spinat	hausgemachte Tomatensauce

	1 Behälter (12 Unzen) Griechischer Joghurt, fettarm, natur	4-6 Gurken	Natriumarme Tamari-Sojasauce
	1 Karton ungesüßte Mandelmilch oder Ihre Wunschmilch	6-8 Zitronen	Pulverisierter oder flüssiger Stevia-Extrakt
		8 frische Zucchini	Rohe Mandeln
		8 Peperoni, großformatig	Sesamsamen

		1 Packung (8 Unzen) frische Pilze	Essig und Olivenöl zum Anrichten von Salat, auch nach Wahl der Gewürze.
		Gefrorener Spinat	
		Knoblauch	
		Salatblätter für Salat und asiatisch inspirierte Puten-Salatbecher	

| | | Zwiebeln, 2 weiße und 1 rote Zwiebeln | |

Sie können diesen Speiseplan befolgen oder Ihren eigenen erstellen. Vielleicht kennen Sie sogar einige Rezepte, die zuckerentgiftungsfreundlich sind. Sie können sie gerne benutzen.

Kapitel 6: Rezepte zur Zucker-Entgiftung

Spinat-Käse-Backeier

Portionen: 6

Vorbereitung: 5 Minuten

Zubereitungszeit: 15 Minuten

Zutaten:

- 6 Eier
- 4 Teelöffel Olivenöl, aufgeteilt in 2 Portionen
- 2 Teelöffel Knoblauch, gehackt, in 2 Portionen aufgeteilt
- 12 Tassen frischer Spinat, aufgeteilt in 2 Portionen
- 1 Tasse Käse, zerkleinert, in 2 Portionen aufgeteilt (ich benutzte Mozzarella, fettarm)

Zubereitung:

1. Den Ofen auf 350F vorheizen.

2. Geben Sie 2 Teelöffel Olivenöl in eine große Pfanne.

3. Fügen Sie 1 Teelöffel Knoblauch und 1/2 des Spinats hinzu. Ca. 2 bis 3 Minuten oder bis zur Verwelkung anbraten. Die Hälfte des Käses hinzufügen und dann umrühren, um 2 gut zu kombinieren.

4. 3 Auflaufförmchen mit Antihaft-Kochspray einfetten. Die Spinatmischung auf die Auflaufförmchen verteilen.

5. Die restlichen Zutaten wie oben beschrieben garen und dann auf 3 weitere gefettete Auflaufförmchen verteilen.

6. 1 Ei vorsichtig über jede Spinatmischung schlagen.

7. Im vorgeheizten Backofen für ca. 15 Minuten bei leicht verlaufendem Eigelb backen oder bis zur gewünschten Konsistenz backen.

8. Jede Portion mit Pfeffer und Salz abschmecken. Mit etwas Obst bestreuen. Servieren!

Gerösteter Tamari-Mandel-Snack

Portionen: 4

Vorbereitung: 5 Minuten

Zubereitungszeit: 5 Minuten

Zutaten:

- 2 Esslöffel Tamari-Sojasauce
- 1 Tasse Mandeln, roh
- 1 Esslöffel frischer Rosmarin, gehackt, optional

Zubereitung:

1. Die rohen Mandeln in einer trockenen Sauteuse bei mittlerer Hitze rösten. Wenden und kochen, bis die Mandeln beginnen, köstlich zu riechen.

2. Die Pfanne vom Herd nehmen.

3. Geben Sie vorsichtig 1 Esslöffel Tamari und ggf. Rosmarin in die Pfanne. Zurück zur Pfanneund unter ständigem Rühren kochen, bis die Sauce

aufgenommen ist und keine Säfte mehr übrig sind.

4. Vor dem Servieren leicht abkühlen lassen.

5. In einem luftdichten Behälter bis zu 7 Tage aufbewahren.

Süße Pfeffer-Käse-Poppers

Portionen: 30

Vorbereitung: 15

Koch: 15

Zutaten:

- 1 Pfund Mini-Paprika, halbiert
- 1/2 Tasse Fetakäse, zerbröckelt
- 1/4 Tasse Zwiebel, gerieben
- 2 Knoblauchzehen, gehackt
- 2 Esslöffel Koriander, gehackt
- 8 Unzen Frischkäse, bei Raumtemperatur
- 8 Unzen geräucherter Gouda-Käse, gerieben

Zubereitung:

1. Den Ofen auf 425F vorheizen.
2. Bis auf die Paprika alle Zutaten in eine Schüssel

geben und vermengen.

3. Jede Paprikahälfte mit der Käsemischung füllen.

4. Im vorgeheizten Ofen 15 bis 18 Minuten backen oder bis der Käse geschmolzen und leicht gebräunt ist.

Gebackenes gefülltes Huhn & Spinatrezept

Portionen: 10

Vorbereitung: 10 Minuten

Zubereitungszeit: 30 Minuten

Zutaten:

- 1 Tasse gefrorener Spinat, erhitzt, überschüssiges Wasser abgelassen

- 1 Tasse Marinara-Sauce, vorzugsweise hausgemacht.

- 1 Tasse Ricotta-Käse, teilentrahmt

- 1 Ei, geschlagen

- 1/2 Tasse Mozzarella-Käse, zerkleinert

- 1/2 Teelöffel Salz

- 10 Stück (4 Unzen) Hühnerbrust, dünn, ODER 5 Stück (8 Unzen) Brüste, halbiert geschnitten.

- Pfeffer, nach Belieben

Zubereitung:

1. Den Ofen auf 375F vorheizen.

2. Spinat, Ricotta, Ei, Pfeffer und Salz in eine Rührschüssel geben und vermengen.

3. Eine 9x13-Zoll-Backform mit Antihaft-Kochspray einfetten.

4. Legen Sie die Hähnchenbrust in die gefettete Schale. Die Spinatmischung gleichmäßig auf das Huhn verteilen und die Portionen auf jede Brust legen. Das Huhn rollen und mit der Nahtseite nach unten in der Schüssel anrichten.

5. Die Marinarasauce gleichmäßig über die Hühnerbrüstchen gießen. Überall mit Mozzarella-Käse bestreuen.

6. Im vorgeheizten Ofen ca. 35 bis 40 Minuten backen oder bis die Sauce sprudelt und der Käse geschmolzen ist.

Feta-Gurken-Verlangen

Portionen: 4

Vorbereitung: 10 min

Zubereitungszeit: 0 min

Zutaten:

- 1 Tasse Gurke, geschält und dann gehackt
- 1 Tasse frische Tomate, gehackt
- 1 Schalotte, gehackt
- 1 Esslöffel natives Olivenöl extra
- 1/2 Tasse Fetakäse, zerbröckelt
- Salz und Pfeffer, nach Belieben

Zubereitung:

1. Alle Zutaten in eine Schüssel geben und vermengen.
2. Sofort servieren. Wenn nicht, kühl stellen, bis sie servierfertig sind.

Frittata mit Feta und sonnengetrockneten Tomaten

Portionen: 4

Vorbereitung: 5 Minuten

Zubereitungszeit: 10 Minuten

Zutaten:

- 1 Knoblauchzehe, gehackt
- 1/2 Tasse Eiweiß
- 1/2 Tasse leichter Fetakäse, zerbröckelt
- 1/2 Tasse Zwiebel, gewürfelt
- 1/2 Tasse sonnengetrocknete Tomate, abgetropft, gehackt
- 1/4 Tasse Mandelmilch, ungesüßt
- 2 Eier
- 2 Schalotten, gehackt

- 2 Teelöffel Kokosöl oder Olivenöl

Zubereitung:

1. Das Öl in eine mittelgroße, ofengeeignete Pfanne geben und erhitzen. Wenn das Öl heiß ist, die Zwiebel und den Knoblauch hinzufügen. Die Zwiebel anbraten, bis sie durchsichtig ist.

2. Die Tomaten dazugeben. Ca. 2 bis 3 Minuten garen oder bis zum Durchwärmen.

3. In der Zwischenzeit die Eier, die Milch und das Eiweiß in eine kleine Schüssel geben und verrühren.

4. Die Eiermasse in die Pfanne gießen. Den Schafskäse gleichmäßig über die Eiermasse streuen.

5. Die Hitze auf ein Minimum reduzieren und die Eimasse kochen, bis die Mitte fast gar ist und die Kanten fest sind.

6. Die Pfanne in den Ofen geben und ca. 3 to 5 Minuten garen oder bis die Mitte nicht mehr läuft.

7. Auf Wunsch mit zusätzlichem Fetakäse und Zwiebeln

bestreuen.

Spinat-Käse

Portionen: 7

Vorbereitung: 5 Minuten

Zubereitungszeit: 5 Minuten

Zutaten:

- 4 Unzen Neufchatel-Käse, ODER leichter Frischkäse.

- 4 Tassen Spinat, verpackt in den Messbecher

- 2 Teelöffel Olivenöl

- 1/4 Teelöffel Salz

- 1/4 Tasse Parmesankäse

- 1 Tasse Ricotta-Käse, teilentrahmt

- 1 Knoblauchzehe, gehackt

Zubereitung:

1. Das Öl in eine Sauteuse geben und erhitzen. Knoblauch und Spinat dazugeben, mit Salz bestreuen

und anbraten, bis sie welken. Zum Kühlen beiseite stellen.

2. Neufchatel und Ricottakäse in einen Mixer geben. Mischen, bis die Mischung glatt ist.

3. Parmesan und gekühlten Spinat dazugeben. 5 bis 7 mal pulsieren oder bis die Zutaten eingearbeitet sind - NICHT VERMISCHEN.

4. Sofort servieren oder kühl stellen, bis sie servierfertig sind. Servieren Sie es mit Ihren frischen, rohen Gemüse-Kabob-Kirschtomaten, Brokkoli, Paprika und Gurken.

Asiatischer Puten-Salatbecher

Portionen: 4

Vorbereitung: 15 Minuten

Zubereitungszeit: 20 Minuten

Zutaten:

- 1 Karotte, groß, geschreddert
- 1 Pfund gemahlener Truthahn
- 1 rote oder gelbe Paprika, großformatig, gewürfelt
- 1 Esslöffel frischer Ingwer, gehackt
- 1/2 Tasse Champignons, in Scheiben geschnitten
- 1/2 Tasse Wasser
- 1/2 Teelöffel Salz
- 1/2 Teelöffel Sesamsamen
- 1/4 Tasse frische Kräuter, gehackt: Basilikum, Koriander oder Minze

- 1/4 Teelöffel Emeril's asiatisches Essenzpulver
- 1/4 Teelöffel Knoblauchpulver
- 1/4 Teelöffel gemahlener Zimt
- 2 Esslöffel hausgemachte Hoisin-Sauce
- 2 Teelöffel Kokosöl oder Olivenöl
- 4 Bibb- oder Boston-Salatblätter, großformatig

Zubereitung:

1. Das Öl in eine große Pfanne geben und erhitzen. Den Ingwer und den Truthahn dazugeben. Kochen, bis der Truthahn gebräunt ist.

2. Champignons, Pfeffer, Hoisin-Sauce und Wasser in die Pfanne geben. Garen, bis sie durchgewärmt sind. Füge die asiatische Essenz, Zimt, Knoblauchpulver und Salz hinzu. 1 Minute erhitzen lassen.

3. Die Salatblätter waschen und trocknen. Fügen Sie 1 1/2 Tassen der Truthahnmischung in jedes Salatblatt hinzu.

4. Die Putenmischung mit Karotten, Kräutern und Sesamsamen bestreuen.

Erdnussbutter-Smoothie

Portionen: 1

Vorbereitung: 2 Minuten

Zubereitungszeit: 0 Minuten

Zutaten:

- 1/2 Tasse Hüttenkäse, fettarm
- 1/2 Tasse Mandelmilch, ungesüßt
- 1 Esslöffel Erdnussbutter, natürlich, ohne Zuckerzusatz
- 1 Portion Whey Protein, optional
- 2 Volltropfer Flüssigstevia (Normal-, Vanille- oder Toffeearoma)
- 1 Tasse Eis

Optionale Toppings:

- Kakao Nips

- Erdnussbutter, zum Bestreuen

Zubereitung:

1. Alle Zutaten in einen Mixer geben. Mischen, bis die Mischung glatt ist.

Frisches Kräutermariniertes gegrilltes Huhn

Portionen: 4

Vorbereitung: 10 Minuten

Zubereitungszeit: 30 Minuten

Zutaten:

- 1 Tasse Mischung aus frischen Kräutern, nur Blätter, lose verpackt (Petersilie, Basilikum, Koriander).
- 1/4 Tasse Zitronensaft
- 1/4 Tasse Olivenöl
- 1/4 Teelöffel Pfeffer
- 2 große Knoblauchzehen
- 3 Stück (ca. 1 Pfund) Hühnerbrüste, ohne Knochen, ohne Haut, gespült, trocken getupft, längs halbiert
- 3 Teelöffel Salz

Zubereitung:

2. Die Kräuter waschen und dann zerkleinern. In einen leistungsstarken Mixer oder eine Küchenmaschine geben. Zitronensaft, Öl, Pfeffer, Salz und Knoblauch hinzufügen und glatt rühren.

3. Das Huhn in eine Ziploc-Tasche geben. Die Marinade hinzufügen, den Beutel verschließen und massieren, um das Fleisch mit der Marinade zu überziehen. Stellen Sie den Behälter in den Kühlschrank und lassen Sie ihn mindestens 30 Minuten und bis zu 8 Stunden marinieren.

4. Nach dem Servieren die Hühnerbrüste ca. 10-15 Minuten pro Seite oder bis zum Durchgaren grillen – das Fleisch ist nicht mehr Fleisch und die Säfte laufen klar.

Gemüsesuppe

Portionen: 8

Vorbereitung: 10 Minuten

Zubereitungszeit: 40 Minuten

Zutaten:

- 1 Tasse Karotten, geschnitten
- 1 Tasse grüne Bohnen, gefroren
- 1 Tasse Zwiebel, gehackt
- 1/2 Teelöffel Knoblauchpulver
- 1/2 Teelöffel Salz
- 1/4 Teelöffel Pfeffer
- 2 Knoblauchzehen, großformatig, gehackt
- 2 Tassen Sellerie, geschnitten
- 2 Tassen frischer Spinat, gehackt
- 2 Tassen Gemüsebrühe oder Hühnerbrühe,

natriumarm

- 2 Teelöffel Olivenöl
- 4 Tassen Wasser

Optional:

- 1 Tasse Cannellini-Bohnen,
- 1 Tasse geschältes Edamam oder Sojabohnen
- 1/2 Tasse frische Petersilie, gehackt,
- Parmesankäse, gerieben

Zubereitung:

1. Das Öl in einen holländischen Ofen geben und bei mittlerer Hitze erhitzen. Den Knoblauch dazugeben und anbraten, bis er duftet.

2. Sellerie, Zwiebel und Karotten hinzufügen. Ca. 10 Minuten braten oder bis das Gemüse weich ist.

3. Die Brühe und das Wasser in den holländischen Ofen gießen und zum Kochen bringen.

4. Beim Kochen die grünen Bohnen und bei Verwendung die Sojabohnen hinzufügen. Die Gewürze hinzufügen.

5. Den Topf abdecken und die Hitze auf ein Minimum reduzieren. 30 Minuten köcheln lassen.

6. Entfernen Sie die Abdeckung. Petersilie und Spinat dazugeben. Etwa 5 Minuten kochen lassen oder bis der Spinat verwelkt ist.

Chiapudding mit Vanillegeschmack

Portionen: 2

Vorbereitung: 5 Minuten

Zubereitungszeit: 0 Minuten

Zutaten:

- 1/3 Tasse Chiasamen
- 1 Teelöffel Vanilleextrakt
- 1 Teelöffel flüssiges Stevia, mit Vanillearoma
- 1 Tasse Mandelmilch, ungesüßt
- Schlagsahne, milchfrei, optional

Zubereitung:

1. Alle Zutaten in einen großen Krug geben und verrühren.
2. Aufteilen auf 2 Serviergläser.
3. Ca. 10 Minuten oder bis zur Aushärtung kühl stellen.

4. Auf Wunsch jede Portion mit Schlagsahne belegen.

Notizen: Sie können die Menge an flüssigem Stevia einstellen. Beginnen Sie mit 1/4 Teelöffel und erhöhen Sie die Menge nach Belieben.

Mini-Frittatas

Portionen: 12

Vorbereitung: 10 Minuten

Zubereitungszeit: 30 Minuten

Zutaten:

- 8 Unzen Schweinewurst
- 2 Eiweiß
- 2 Tassen gelbe und rote Paprika, gewürfelt
- 10 Eier
- 1/4 Teelöffel Pfeffer
- 1/2 Teelöffel Salz
- 1/2 Tasse Pfefferheberkäse
- 1/2 Tasse 1% Milch

Optional:

- Frischer Koriander, gehackt

- Grüne Zwiebeln
- Salsa, hausgemacht
- Sauerrahm, hausgemacht

Zubereitung:

1. Den Ofen auf 350F vorheizen.
2. Die Wurst in einer Pfanne bei mittlerer Hitze garen, bis sie durchgegart ist.
3. Mit einem Schlitzlöffel die Brühwurst auf einen Teller geben und beiseite stellen.
4. In der gleichen Pfanne die Paprika zugeben und weich dünsten.
5. Die Eier in eine große Schüssel geben. Milch und Eiweiß zugeben. Bis zum Zusammenschlagen verrühren.
6. Paprika und Wurst in 12 Muffinbecher teilen. Die Eimasse in jede Muffinschale gießen. Jeweils 1 gehäuften Esslöffel Käse darüber streuen.

7. Mit einer Gabel den Inhalt der Muffinbecher zum Mischen umrühren.

8. Im vorgeheizten Backofen ca. 25 bis 30 Minuten backen.

Hühner-Koriander-Salat

Portionen: 4

Vorbereitung: 10 Minuten

Kochen:

Zutaten:

- 6 Unzen Hühnerbrust, gekocht und gehackt
- 4 gelbe oder rote Paprikaschoten, abgeschnittene Spitzen und herausgeschöpfte Innenseiten, ODER großformatige Tomaten, halbiert, und die Innenseiten herausgeschält.
- 1/2 Tasse rote Zwiebel, gewürfelt
- 1/2 Tasse Kirschtomaten, halbiert
- 1 Tasse Sellerie, gewürfelt

Für das Dressing:

- 2 Esslöffel frischer Koriander, gehackt
- 1/2 Teelöffel Salz

- 1/2 Teelöffel Kreuzkümmel

- 1/2 Tasse griechischer Joghurt, fettfrei, natur

- 1 Teelöffel Zitronensaft

- 1 Teelöffel Knoblauchpulver

- 1 Esslöffel natives Olivenöl extra

Zubereitung:

1. Alle Zutaten in eine kleine Schüssel geben und vermengen.

2. Mit Ausnahme der Paprika oder Tomaten, den Rest der Zutaten in eine große Schüssel geben. Fügen Sie das Dressing hinzu und werfen Sie es in den Mantel.

3. Etwa 1 Tasse Hühnersalat in jede Tomatenhälfte oder Paprika geben.

Bohnen-Hühner-Eintopf

Portionen: 12

Vorbereitung: 10 Minuten

Zubereitungszeit: 3 Stunden

Zutaten:

- 2 Tassen Huhn, gekocht, zerkleinert, zerkleinert
- 4 Tassen Hühnerbrühe, natriumarm
- 3 Teelöffel Knoblauch, gehackt
- 1/2 Teelöffel Salz
- 2 Teelöffel Kreuzkümmel
- 1/2 Teelöffel Oregano
- 1 kann Mais oder Mais, entwässert und dann gespült werden.
- 1 kann schwarze Bohnen, abgetropft und dann gespült werden.

- 1 Tasse Salsa, hausgemacht, ODER 1 Dose Tomatenwürfel

- 1 Dose Lima/Butterbohnen, Oder Cannellini-Bohnen, abgetropft und gespült

- 1/2 Tasse saure Sahne, hausgemacht

Optionale Toppings:

- Frischer Koriander

- Käse, zerkleinert

- Schnittlauch

- Sauerrahm

Zubereitung:

1. Bis auf die saure Sahne und die optionalen Beläge alle Zutaten in einen Crockpot geben. Mischen zum Kombinieren. Zugedeckt 3 Stunden lang auf HOHER STUFE kochen lassen.

2. Nach Ablauf der Garzeit die Sauerrahm in den Topf geben und gut vermischen.

3. Den Topf abdecken und auf NIEDRIGER STUFE 30 Minuten garen.

4. Servieren Sie es mit Ihren bevorzugten Belägen.

Mini-Käse-Zucchini-Bissen

Portionen: 3

Vorbereitung: 5 Minuten

Zubereitungszeit: 15 Minuten

Zutaten:

- 1 Ei

- 1/2 Tasse Parmesankäse, gerieben

- 1/4 Tasse frischer Koriander, gehackt, optional

- 2 Tassen Zucchini, gerieben (ca. 2 bis 3 mittelgroße)

- Salz und Pfeffer, nach Belieben

Zubereitung:

1. Den Ofen auf 400F vorheizen.

2. Eine Mini-Muffinpfanne mit Antihaft-Kochspray einfetten.

3. Zucchini, Käse, Ei und Koriander in eine Schüssel

geben. Mischen, bis sie zusammengefügt sind.

4. Die Zucchini-Mischung gleichmäßig auf die Mini-Muffinbecher verteilen. Füllen Sie jede Tasse nach oben und tupfen Sie sie bei Bedarf ab, um die Tassen zu packen.

5. Ca. 15 bis 18 Minuten backen oder bis die Ränder goldbraun sind. Nach 15 Minuten überprüfen.

Mittelmeer-inspirierter würziger Feta-Dip

Portionen: 8

Vorbereitung: 10 Minuten

Zubereitungszeit: 0 Minuten

Zutaten:

- 1 Tasse Fetakäse, fettarm, zerbröckelt
- 1 Zitrone, nur Saft
- 1/4 Tasse Mandelmilch, ungesüßt
- 1/4 Tasse gehackte Walnüsse, geröstet
- 1/4 Tasse griechischer Joghurt, fettfrei, natur
- 1/4 Tasse rote Paprika, geröstet, gehackt, gehackt
- 1/4 Teelöffel Pfeffer
- 1/4 Teelöffel Tabasco-Sauce, hausgemacht
- 2 Teelöffel natives Olivenöl extra

- Kalamata oder grüne Oliven, optional, zum Auffüllen

Gemüse zum Eintauchen:

- Sellerie
- Kernlose Gurken
- Karotten

Zubereitung:

1. Alle Zutaten in einen Mixer oder eine Küchenmaschine geben. Pulsieren oder mischen, bis die Mischung die gewünschte Konsistenz erreicht hat.

2. In eine Servierschüssel geben. Auf Wunsch mit weiteren Oliven und rotem Paprika bestreuen.

3. Sofort servieren oder gekühlt servierfertig aufbewahren.

Käsige Blumenkohl-Brot-Stifte

Portionen: 4

Vorbereitung: 5 Minuten

Zubereitungszeit: 40 Minuten

Zutaten:

- 1 Tasse Mozzarella-Käse, zerkleinert
- 1 Tasse Parmesankäse, gerieben
- 1 Teelöffel Knoblauchpulver
- 1 Teelöffel italienische Gewürze
- 1/2 Teelöffel Salz
- 2 Eiweiß, ODER 1/4 Tasse Eiweiß
- 4 Tassen Blumenkohl, gehackt (ca. 1 Kopfkohl, sauber gewaschen und getrocknet)
- Marinara-Sauce, hausgemacht

Zubereitung:

1. Den Ofen auf 450F vorheizen.

2. 2 Stück 8x12-Zoll-Backbleche mit Pergamentpapier auslegen.

3. Den Blumenkohl ca. 7 bis 8 Minuten in der Mikrowelle oder den Dampf ca. 20 Minuten lang oder bis er weich ist.

4. Den gekochten Blumenkohl in eine Küchenmaschine geben; pulsieren, bis er an Reis erinnert.

5. Den Blumenkohlreis in eine große Schüssel geben. Parmesankäse, Gewürze und Eiweiß hinzufügen. Mischen, bis alles gut vermischt ist.

6. Die Blumenkohlmischung in eine gleichmäßige Schicht auf einem der vorbereiteten Backbleche verteilen.

7. Die Backbleche in den Ofen stellen und ca. 30 Minuten backen oder bis die Spitzen gebräunt sind.

8. Den Blumenkohl in das andere vorbereitete Backblech geben. In den Ofen stellen und ca. 10

Minuten backen oder bis die Spitzen gebräunt sind.

9. Die Oberseite mit Mozzarella-Käse bestreuen. Etwa 1 Minute braten oder bis der Käse geschmolzen ist.

10. 10 Minuten ruhen lassen und dann in 24 Portionen schneiden.

Italienisch inspirierter grüner Bohnensalat

Portionen: 10

Vorbereitung: 5 Minuten

Zubereitungszeit: 5 Minuten

Zutaten:

- 1 1/2 Pfund frische italienische grüne Bohnen, ODER jede Art von Obst.
- 1 Tasse Kirschtomaten, halbiert
- 1/2 Tasse frisches Basilikum, gehackt
- 1/2 Tasse rote Zwiebel, in Scheiben geschnitten
- 1/4 Tasse frische glatte oder lockige Blattpetersilie, gehackt
- 2 Tassen englische Gurke, geschnitten mit der Haut auf der Haut.
- 2 Unzen Pecorino-Romano-Käse, Stückchen

Für das italienische Dressing:

- 1 Zitrone, Saft und Schale
- 1/2 Teelöffel Knoblauchpulver
- 1/2 Teelöffel Salz
- 1/4 Teelöffel Pfeffer
- 2 Esslöffel natives Olivenöl extra
- 2 Esslöffel Rotweinessig

Zubereitung:

1. Einen großen Topf mit Wasser zum Kochen bringen. Wenn das Wasser kocht, fügen Sie die Bohnen hinzu. 5 Minuten blanchieren. Sofort abtropfen lassen und die Bohnen in ein Eisbad geben – eine Schale mit Eis und Wasser. Etwa 5 bis 10 Minuten frisch ziehen lassen.

2. Wenn die Bohnen gekühlt sind, abtropfen lassen und in eine Servierschüssel geben. Die restlichen Zutaten in die Pfanne geben.

3. Alle italienischen Zutaten in eine kleine Schüssel geben und verrühren. Das Dressing über die Salatzutaten gießen.

4. Vorsichtig in den Mantel werfen. Bei Bedarf Pfeffer und Salz nach Belieben anpassen.

5. Sofort servieren oder kühl stellen, bis sie servierfertig sind.

Eier-Muffin

Portionen: 1

Vorbereitung: 2 Minuten

Zubereitungszeit: 2 Minuten

Zutaten:

- 1 Esslöffel Käse, zerkleinert, nach Wahl
- 1 Esslöffel Sahne, ODER Milch
- 1/2 Schalotte, gehackt
- 3 Eiweiß, ODER 1 Ei
- Antihaft-Kochspray
- Salz und Pfeffer nach Belieben

Zubereitung:

1. Eine kleine Schüssel oder ein Pudding-Ramekin mit Antihaft-Kochspray einfetten.

2. Das Eiweiß/Ei und die Sahne in die Schüssel geben.

Zum Mischen verquirlen.

3. Die Schalotte und den Käse dazugeben. Decken Sie die Schale lose mit einem Papiertuch ab und stellen Sie den Teller in die Mikrowelle; Mikrowelle für ca. 50 bis 60 Sekunden. Wenn Ihre Mikrowelle eine Rührei-Einstellung hatte, verwenden Sie diese. Nicht zu lange in die Mikrowelle gehen, da sonst ein erhebliches Durcheinander entsteht.

Hühnerkeule mit Zitrone und Knoblauch

Portionen: 8

Vorbereitung: 5 Minuten

Zubereitungszeit: 20 Minuten

Zutaten:

- 8 Hühnerkeulen
- 3 Knoblauchzehen, gehackt
- 2 Esslöffel Olivenöl
- 2 Zitronen, nur Saft
- 1/4 Tasse frische Petersilie, gehackt
- 1/2 Esslöffel Butter
- 1 Teelöffel Salz
- 1 Teelöffel Pfeffer
- 1 Teelöffel getrocknete italienische Gewürze
- 1 Zitrone, nur Schale

Zubereitung:

1. Das Olivenöl in eine große Sauteuse geben und erhitzen.

2. Während die Pfanne erhitzt wird, die Hühnerkeulen mit Pfeffer, Salz und italienischer Würze würzen.

3. Wenn das Öl heiß ist, das Huhn in die Pfanne geben und garen, bis alle Seiten gebräunt sind. Die Hühnerkeulen auf einen Teller legen und mit Folie abdecken, um sie warm zu halten.

4. Reduzieren Sie die Hitze auf niedrig. In der gleichen Pfanne Butter und Knoblauch zugeben, ca. 1 bis 2 Minuten rühren. Die Zitronenschale und den Saft hinzufügen. Bringen Sie die Hühnerkeulen wieder in die Pfanne.

5. Zugedeckt 20 Minuten köcheln lassen.

6. Die Hühnerkeulen mit der Sauce bestreichen und auf einen Servierteller legen. Die restliche Sauce über das Huhn gießen. Mit gehackter frischer Petersilie garnieren. Servieren!

Zucchini-Salat

Portionen: 6

Vorbereitung: 10 Minuten

Zubereitungszeit: 0 Minuten

Zutaten:

- 4 Zucchini, mittelgroß, zerkleinert (ca. 6 Tassen)
- 1 Zitrone, nur Schale
- 1/2 Teelöffel Salz
- 1/4 Tasse frische Petersilie und Basilikum, gehackt
- 2 Zitronen, nur Saft, ODER 3 Esslöffel Zitronensaft
- 3 Esslöffel natives Olivenöl extra
- Pfeffer, nach Belieben

Optionale Toppings:

- Getrocknete Kirschen
- Ziegenkäse

- Mandeln, geschnitten

Zubereitung:

1. Schneiden, würfeln oder zerkleinern Sie die Zucchini, um insgesamt 6 Tassen zu erhalten. In eine großformatige Schüssel geben.

2. Öl, Zitronenschale und Saft, Pfeffer und Salz in eine kleine Schüssel geben und verrühren.

3. Das Dressing über die Zucchini gießen. Petersilie und Basilikum hinzufügen. Vorsichtig in den Mantel werfen.

4. Auf Wunsch mit zusätzlichen Belägen belegen.

5. Sofort servieren oder bis zum Servieren im Kühlschrank aufbewahren.

Hausgemachte Salsa

Portionen: 11

Vorbereitung: 5 Minuten

Zubereitungszeit: 5 Minuten

Zutaten:

- 1 Dose (28 Unzen) ganze geschälte Tomaten, abgetropft
- 1 Tasse Zwiebel, gehackt
- 1 Tasse rote Paprika, gehackt
- 1 Esslöffel Olivenöl
- 1 ganze Jalapeno-Pfeffer, entkernt und entmantelt, gehackt
- 1 ganze Limette, nur Saft
- 1/2 Tasse frischer Koriander, gehackt

- 1/2 Teelöffel gemahlener Kreuzkümmel

- 1/2 Teelöffel Salz

- 2 Dosen (je 10 Unzen) Tomatenwürfel mit Chili

- 2 Knoblauchzehen, gehackt

Zubereitung:

1. Legen Sie alle Zutaten in eine Küchenmaschine. 5 mal Pulsieren für eine kräftige Salsa oder bis zu 10 mal Vibration für den Restaurantstil.

2. Kühl aufbewahren.

Schlussworte

Nochmals vielen Dank, dass Sie dieses Buch gekauft haben!

Ich hoffe wirklich, dass dieses Buch Ihnen helfen kann.

Der nächste Schritt ist, dass Sie <u>sich für unseren E-Mail-Newsletter anmelden, um</u> über neue Buchveröffentlichungen oder Werbeaktionen informiert zu werden. Sie können sich kostenlos anmelden und erhalten als Bonus unser Buch „*7 Fitnessfehler, von denen Sie nicht wissen, dass Sie sie machen*"! Dieses Bonusbuch bricht viele der häufigsten Fitnessfehler auf und entmystifiziert viele der Komplexitäten und der Wissenschaft, sich in Form zu bringen. Wenn Sie all diese Fitnesskenntnisse und -wissenschaften in einem umsetzbaren, schrittweisen Buch zusammengefasst haben, können Sie auf Ihrer Fitnessreise in die richtige Richtung starten! Um an unserem kostenlosen E-Mail-Newsletter teilzunehmen und Ihr kostenloses Buch zu erhalten, besuchen Sie bitte den Link und melden Sie sich an.

Um unserem kostenlosen E-Mail-Newsletter beizutreten und eine kostenlose Kopie dieses wertvollen Buches zu erhalten, besuchen Sie bitte den Link und melden Sie sich jetzt an:

www.hmwpublishing.com/gift

Wenn Ihnen dieses Buch gefallen hat, dann möchte ich Sie um einen Gefallen bitten, wären Sie so freundlich, eine Rezension für dieses Buch zu hinterlassen? Ich wäre Ihnen sehr dankbar!

Vielen Dank und viel Glück auf Ihrer Reise!

ÜBER DEN CO-AUTOR

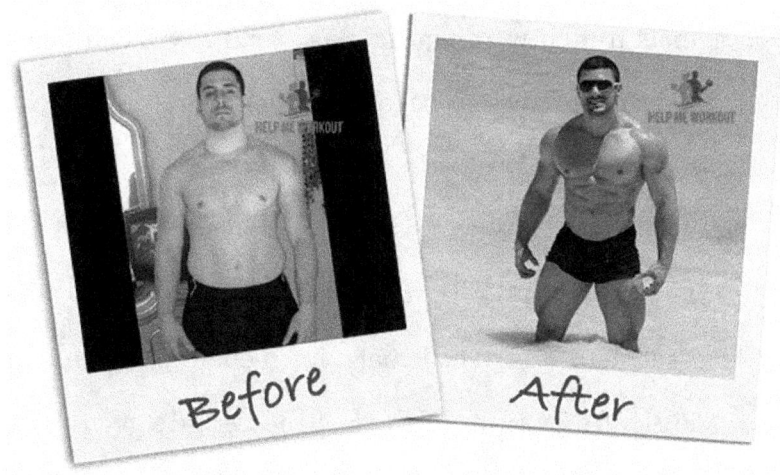

Mein Name ist George Kaplo. Ich bin ein zertifizierter Personal Trainer aus Montreal, Kanada. Ich beginne damit zu sagen, dass ich nicht der breiteste Typ bin, den Sie jemals treffen werden, und das war nie wirklich mein Ziel. Tatsächlich habe ich begonnen, meine größte Unsicherheit zu überwinden, als ich jünger war, was mein Selbstvertrauen war. Das lag an meiner Größe von nur 168 cm (5 Fuß 5 Zoll), die mich dazu drängte, alles zu versuchen, was ich jemals im Leben erreichen wollte. Möglicherweise stehen Sie gerade vor einigen Herausforderungen oder Sie möchten einfach nur fit werden, und ich fühle mit Sicherheit mit Ihnen mit.

Ich persönlich war immer ein bisschen an der Gesundheits- und Fitnesswelt interes-siert und wollte wegen der zahlreichen Mobbingfälle in meinen Teenagerjahren wegen meiner Größe und meines übergewichtigen Körpers etwas Muskeln aufbauen. Ich dachte, ich könnte nichts gegen meine Körpergröße tun, aber ich kann sicher etwas dagegen tun, wie mein Körper aussieht. Dies war der Beginn meiner Transformationsreise. Ich hatte keine Ahnung, wo ich anfangen sollte, aber ich habe gerade erst angefangen. Ich war manchmal besorgt und hatte Angst, dass andere Leute sich über mich lustig machen würden, wenn sie die Übungen falsch machten. Ich wünschte immer, ich hätte einen Freund neben mir, der sich auskennt, um mir den Einstieg zu erleichtern und mich mit allem vertraut gemacht hätte.

Nach viel Arbeit, Studium und unzähligen Versuchen und Irrtümern begannen einige Leute zu bemerken, wie ich fit wurde und wie ich anfing, mich für das Thema zu interessieren. Dies führte dazu, dass viele Freunde und neue Gesichter zu mir kamen und mich um Rat fragten. Zuerst kam es mir seltsam vor, als Leute mich baten, ihnen zu helfen, in Form zu kommen. Aber was mich am Laufen hielt, war, als sie Veränderungen in ihrem eigenen Körper bemerkten und mir sagten, dass es das erste Mal war, dass sie echte Ergebnisse sahen! Von dort kamen immer mehr Leute zu mir und mir wurde klar, dass es mir nach so viel Lesen und Lernen in diesem Bereich geholfen hat, aber es erlaubte mir auch, anderen zu helfen. Ich bin jetzt ein vollständig zertifizierter Personal Trainer und habe zahlreiche Kunden trainiert, die erstaunliche Ergebnisse erzielt haben.

Heute besitzen und betreiben mein Bruder Alex Kaplo (ebenfalls zertifizierter Personal Trainer) und ich dieses Verlagsprojekt, in dem wir leidenschaftliche und erfahrene Au-toren zusammenbringen, um über Gesundheits- und Fitnessthemen zu schreiben. Wir betreiben auch eine Online-Fitness-Website „HelpMeWorkout.com". Ich würde mich freuen, wenn ich Sie einladen darf, diese Website zu besuchen und sich für unseren E-Mail-Newsletter anmelden (Sie erhalten sogar ein kostenloses Buch).

Zu guter Letzt, wenn Sie in der Position sind, in der ich einmal war und Sie etwas Hilfe wünschen, zögern Sie nicht und fragen Sie... Ich werde da sein, um Ihnen zu helfen!

Ihr Freund und Coach,

George Kaplo
Zertifizierter Personal Trainer

Ein weiteres Buch kostenlos herunterladen

Ich möchte mich bei Ihnen für den Kauf dieses Buches bedanken und Ihnen ein weiteres Buch (genauso lang und wertvoll wie dieses Buch), „Gesundheits- & Fitnessfehler, von denen Sie nicht wissen, dass Sie sie machen", völlig kostenlos anbieten.

Besuchen Sie den untenstehenden Link, um sich anzumelden und es zu erhalten:

www.hmwpublishing.com/gift

In diesem Buch werde ich die häufigsten Gesundheits- und Fitnessfehler aufschlüsseln, die einige von Ihnen wahrscheinlich begehen, und ich werde zeigen, wie Sie sich leicht in die beste Form Ihres Lebens bringen können!

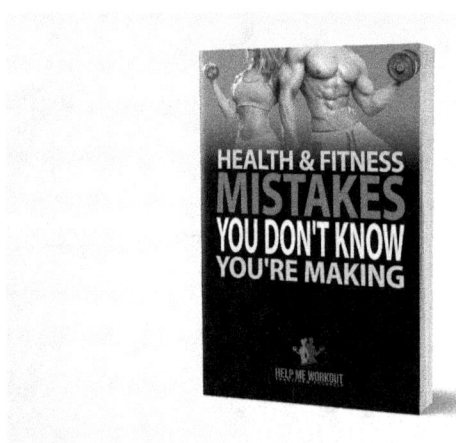

Zusätzlich zu diesem wertvollen Geschenk haben Sie auch die Möglichkeit, unsere neuen Bücher kostenlos zu bekommen, Werbegeschenke zu erhalten und andere wertvolle E-Mails von mir zu erhalten. Besuchen Sie hier den Link, um sich anzumelden:

 www.hmwpublishing.com/gift

Copyright 2017 von HMW Publishing - Alle Rechte vorbehalten.

Dieses Dokument von HMW Publishing im Besitz der Firma A&G Direct Inc ist darauf ausgerichtet, genaue und zuverlässige Informationen in Bezug auf das behandelte Thema und den behandelten Sachverhalt bereitzustellen. Die Publikation wird mit dem Gedanken verkauft, dass der Verlag keine buchhalterischen, behördlich zugelassenen oder anderweitig qualifizierten Dienstleistungen erbringen muss. Wenn rechtliche oder berufliche Beratung erforderlich ist, sollte eine in diesem Beruf praktizierte Person bestellt werden.

Aus einer Grundsatzerklärung, die von einem Ausschuss der American Bar Association und einem Ausschuss der Verlage und Verbände gleichermaßen angenommen und gebilligt wurde.

Es ist in keiner Weise legal, Teile dieses Dokuments in elektronischer Form oder in gedruckter Form zu reproduzieren, zu vervielfältigen oder zu übertragen. Das Aufzeichnen dieser Veröffentlichung ist strengstens untersagt, und eine Speicherung dieses Dokuments ist nur mit schriftlicher Genehmigung des Herausgebers gestattet. Alle Rechte vorbehalten.

Die hierin bereitgestellten Informationen sind wahrheitsgemäß und konsistent, da jede Haftung in Bezug auf Unachtsamkeit oder auf andere Weise durch die Verwendung oder den Missbrauch von Richtlinien, Prozessen oder Anweisungen, die darin enthalten sind, in der alleinigen und vollständigen Verantwortung des Lesers des Empfängers liegt. In keinem Fall wird der Herausgeber für Reparaturen, Schäden oder Verluste aufgrund der hierin enthaltenen Informationen direkt oder indirekt rechtlich verantwortlich oder verantwortlich gemacht.

Die hierin enthaltenen Informationen werden ausschließlich zu Informationszwecken angeboten und sind daher universell. Die Darstellung der Informationen erfolgt ohne Vertrag oder Garantiezusage.

Die verwendeten Marken sind ohne Zustimmung und die Veröffentlichung der Marke ist ohne Erlaubnis oder Unterstützung durch den Markeninhaber. Alle Warenzeichen und Marken in diesem Buch dienen nur zu Erläuterungszwecken und gehören den Eigentümern selbst und sind nicht mit diesem Dokument verbunden.

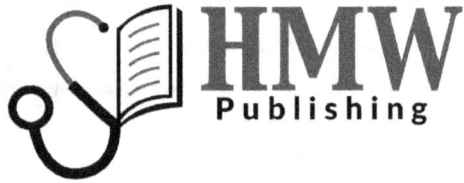

Für weitere tolle Bücher besuchen Sie uns:

HMWPublishing.com

www.ingramcontent.com/pod-product-compliance
Lightning Source LLC
LaVergne TN
LVHW021717060526
838200LV00050B/2706